Protocolli di studio in TC spirale multistrato

Vol. 1 • Addome

Andrea Laghi

Protocolli di studio in TC spirale multistrato

Vol. 1 • Addome

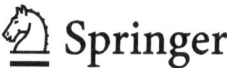
Springer

ANDREA LAGHI
Dipartimento di Scienze Radiologiche
"Sapienza", Università di Roma
Polo Pontino I.C.O.T., Latina

Con la collaborazione di
RICCARDO FERRARI
PASQUALE PAOLANTONIO
MARCO RENGO
Dipartimento di Scienze Radiologiche
"Sapienza", Università di Roma
Polo Pontino I.C.O.T., Latina

ISBN 978-88-470-1110-6
ISBN 978-88-470-1111-3 (eBook)

Quest'opera è protetta dalla legge sul diritto d'autore, e la sua riproduzione è ammessa solo ed esclusivamente nei limiti stabiliti dalla stessa. Le fotocopie per uso personale possono essere effettuate nei limiti del 15% di ciascun volume dietro pagamento alla SIAE del compenso previsto. Le riproduzioni per uso non personale e/o oltre il limite del 15% potranno avvenire solo a seguito di specifica autorizzazione rilasciata da AIDRO, Via Corso di Porta Romana n. 108, Milano 20122, e-mail segreteria@aidro.org e sito web www.aidro.org.
Tutti i diritti, in particolare quelli relativi alla traduzione, alla ristampa, all'utilizzo di illustrazioni e tabelle, alla citazione orale, alla trasmissione radiofonica o televisiva, alla registrazione su microfilm o in database, o alla riproduzione in qualsiasi altra forma (stampata o elettronica) rimangono riservati anche nel caso di utilizzo parziale.
La violazione delle norme comporta le sanzioni previste dalla legge.

Springer fa parte di Springer Science+Business Media
springer.com
© Springer-Verlag Italia 2008

L'utilizzo in questa pubblicazione di denominazioni generiche, nomi commerciali, marchi registrati, ecc. anche se non specificatamente identificati, non implica che tali denominazioni o marchi non siano protetti dalle relative leggi e regolamenti.
Responsabilità legale per i prodotti: l'editore non può garantire l'esattezza delle indicazioni sui dosaggi e l'impiego dei prodotti menzionati nella presente opera. Il lettore dovrà di volta in volta verificarne l'esattezza consultando la bibliografia di pertinenza.

Layout di copertina: Simona Colombo, Milano
Impaginazione: C & G di Cerri e Galassi, Cremona
Stampa: Arti Grafiche Nidasio, Assago (MI)

Springer-Verlag Italia S.r.l. – Via Decembrio 28 – I-20137 Milano

Prefazione

La tomografia computerizzata spirale multistrato (TCMS) è oggi la metodica di elezione per lo studio dell'addome. Il tumultuoso sviluppo tecnologico, che ha portato nell'arco di dieci anni a una vera rivoluzione nella TC, con l'introduzione dei primi apparecchi multistrato a 4 strati nel 1998 per giungere ai 320 strati odierni, ha avuto ovvie conseguenze sulla tecnica di studio, sempre più raffinata e dipendente dal quesito clinico in esame. Non va dimenticato però che una non idonea preparazione del paziente e la scelta errata del protocollo di acquisizione rappresentano le cause più frequenti di errori diagnostici.

Lo scopo di questo volumetto è pertanto quello di fornire al Radiologo generale e al giovane Specializzando in formazione una semplice guida ai differenti protocolli di studio in TCMS dell'addome, attraverso la presentazione di casi esplicativi delle più frequenti patologie. Esso non vuole, pertanto, contenere né una descrizione completa delle affezioni addominali né una dettagliata spiegazione degli aspetti semiologici delle differenti lesioni. Per ogni singolo caso sono evidenziati in dettaglio i fattori determinanti la qualità complessiva dell'esame cui il Radiologo è tenuto a prestare particolare attenzione (preparazione del paziente, modalità e parametri di iniezione del mezzo di contrasto, ritardo nell'acquisizione delle immagini), tralasciando volutamente le minuziose descrizioni sulla tecnica di acquisizione (collimazione, spessore effettivo dello strato, spessore della ricostruzione), ormai pressoché standardizzata sulle apparecchiature TCMS di recente commercializzazione, e riguardo alla quale vengono, comunque, offerti i concetti generali più salienti nella parte introduttiva. Nella scelta del protocollo di studio, sempre correlata all'indicazione clinica all'esame, viene sempre tenuto in considerazione l'aspetto dosimetrico, in particolare nei pazienti più giovani, suggerendo l'acquisizione delle sole fasi di potenziamento dopo l'iniezione del mezzo di contrasto necessarie ai fini della diagnosi.

Roma, settembre 2008　　　　　　　　　　　　　　　　*Prof. Andrea Laghi*

Indice

NOZIONI TECNICHE DI BASE

Introduzione 3

La tecnologia 3

L'iniezione del mezzo di contrasto 4

    Tecniche con flusso di iniezione fisso 5
        Potenziamento vascolare arterioso 5
        Potenziamento parenchimale 6
        Ritardo della scansione 6
        Iniezione di soluzione fisiologica 7
    Tecnica con durata dell'iniezione fissa 7

La preparazione del paziente 8

    Preparazione standard 8
    Preparazioni particolari 9
        Urografia-TC 9
        Piccolo intestino 9
        Colon 10

I protocolli di scansione 10

Le applicazioni cliniche 11

    Fegato 11
    Pancreas 12
    Vasi mesenterici 12
    Piccolo intestino 13
    Colon 14
    Altre applicazioni 15
        Caratterizzazione delle lesioni surrenaliche 15
        Urografia-TC 15
        Stadiazione locale del cancro del retto e studio
        di perfusione-TC 16

Bibliografia essenziale 17

PROTOCOLLI DI SCANSIONE

Fegato
Angioma	20
Adenoma	22
Iperplasia nodulare focale (FNH)	24
Epatocarcinoma	26
Colangiocarcinoma periferico	28
Metastasi ipovascolari da cancro del polmone	30
Metastasi ipervascolari da carcinoma renale	32

Vie biliari
Carcinoma intraduttale papillare del coledoco	34

Pancreas
Adenocarcinoma	36
Tumore mucinoso intra-duttale	38
Tumore neuroendocrino	40

Surrene
Adenoma	42
Metastasi da cancro del polmone	44

Rene
Carcinoma e angiomiolipoma	46

Vie urinarie
Uro-TC	48
Protocollo TC a bassa dose per urolitiasi	50

Stomaco
Adenocarcinoma del corpo	52

Piccolo intestino
Morbo di Crohn dell'ileo terminale	54
Gastro Intestinal Stromal Tumor (GIST)	56

Colon
Diverticolite	58
Adenocarcinoma del sigma	60
Polipo peduncolato del colon ascendente	62

Retto
Carcinoma	64
Studio di perfusione TC	66

Peritoneo
Carcinosi da neoplasia ovarica maligna	68

NOZIONI TECNICHE DI BASE

Introduzione

La TC spirale multistrato (TCMS) è oggi la metodica di elezione per lo studio dell'addome, in grado di offrire un'eccellente e simultanea valutazione degli organi parenchimatosi, dell'apparato gastro-intestinale e delle strutture vascolari splancniche. Le enormi potenzialità della metodica necessitano, però, di un'attenta tecnica di studio: una non idonea preparazione del paziente e la scelta errata del protocollo di acquisizione sono infatti tra le cause più frequenti di errori diagnostici.

La tecnologia

L'avvento delle apparecchiature a sedici strati, già nel 2004, aveva definitivamente risolto il problema del tempo di scansione dell'esame e della risoluzione spaziale. La velocità di rotazione del tubo a valori inferiori a 0,5 s consente, infatti, una netta riduzione del tempo di acquisizione, rendendo possibili, da una parte, studi dell'intero addome e della pelvi durante una singola apnea respiratoria, anche in pazienti anziani e scarsamente collaboranti, dall'altra, l'effettuazione di studi multifasici, nei quali la valutazione del parenchima (in particolare, del fegato, del pancreas, della milza e dei reni) durante l'iniezione endovenosa del mezzo di contrasto iodato avviene in più scansioni successive dell'organo, in modo da consentire lo studio del comportamento dinamico sia dei tessuti normali sia delle eventuali lesioni patologiche. Riguardo alla risoluzione spaziale, l'acquisizione del volume di dati con collimazione submillimetrica permette di ottenere un voxel isotropico, con la conseguenza di rendere la TC una reale metodica di imaging multiplanare, in grado di fornire informazioni su strutture anatomiche altrimenti difficilmente evidenziabili. A ciò si aggiunga il parallelo sviluppo degli applicativi informatici, che consentono ricostruzioni anatomiche in vivo di eccezionale dettaglio, utilizzando algoritmi quali il *volume rendering*.

Gli ulteriori progressi tecnologici delle apparecchiature, rappresentati dall'incremento progressivo degli strati acquisibili per singola rotazione (dai 64 del 2005 ai 320 del 2008), aprono nuove prospettive non tanto in termini di velocizzazione dell'esame (praticamente non necessaria in ambito addominale), quanto soprattutto nell'offerta di nuove possibilità diagnostiche, rappresentate essenzialmente dagli studi funzionali (perfusione-TC). La maggiore copertura anatomica (fino a 27 cm), ottenibile sia con l'incremento del numero degli strati sia mediante tecniche di acquisizione dei dati con tavolo in movimento (*shutter mode*), permette di effettuare una reale perfusione di organo, anche, ad esempio, in ambito epatico.

Un ulteriore interessante sviluppo tecnologico è rappresentato dall'acquisizione di scansioni con fasci radianti a differente energia (tecnica *dual energy*) ottenuti modificando i valori di kVp, ottenibili non solo con TCMS dotate di doppio tubo radiogeno (tecnologia *dual source*), ma anche con le nuove apparecchiature a singolo tubo, che tra l'altro permettono di acquisire multipli spettri in un intervallo di energie, rispetto ai soli due spettri della tecnologia dual source. La tecnica *dual energy* consente di caratterizzare con precisione la composizione tessutale, differenziando, ad esempio, un'area di infiltrazione adiposa del fegato da una lesione neoplastica, oppure di ottenere immagini del solo mezzo di contrasto iodato, potenziando la visualizzazione dei vasi, o, alternativamente, di sottrarre il mezzo di contrasto in modo da ricostruire una scansione basale "virtuale", con il beneficio di una riduzione della dose al paziente. Le attuali applicazioni cliniche sono ancora in fase di esplorazione, parallelamente con la diffusione della tecnologia.

Una sempre maggiore attenzione viene, inoltre, riservata al problema dosimetrico, dal momento che l'incremento del numero di strati, associato all'uso di collimazioni submillimetriche, ha come conseguenza un netto aumento della dose di esposizione del paziente. Per tale motivo sono attualmente disponibili routinariamente su pressoché tutti gli apparecchi sistemi di modulazione della dose, in grado di ridurre la dose di esposizione del paziente di circa un 35%, mediante la modificazione dei valori di mAs in relazione al distretto anatomico studiato. Un ulteriore passo in avanti verrà presto compiuto con l'introduzione di apparecchiature TC di nuova generazione, che montano detettori di recente sviluppo, in grado di incrementare nettamente l'efficienza di rilevazione, riducendo, conseguentemente, la dose necessaria per generare immagini diagnostiche. E non bisogna, infine, dimenticare il ruolo fondamentale svolto dal Medico Radiologo nell'ottimizzazione del protocollo di studio in funzione del quesito clinico del paziente, che consente un'ulteriore riduzione della dose, evitando multiple fasi di acquisizione quando queste non siano necessarie.

L'iniezione del mezzo di contrasto

La diminuzione dei tempi di scansione, se da una parte migliora le performance diagnostiche della TC grazie all'ottimizzazione delle fasi vascolari (è oggi possibile avere uno studio di un intero distretto nella stessa fase di potenziamento), dall'altra apre nuove problematiche, relative alla scelta del corretto ritardo della scansione, della velocità di iniezione e del tipo di concentrazione di mezzo di contrasto da impiegare.

I principi fondamentali che regolano il potenziamento vascolare sono differenti a seconda che si tratti del potenziamento arterioso o parenchimale. In merito alla modalità di iniezione del mezzo di contrasto, alla velocità del flusso e al ritardo nella scansione esistono due approcci differenti: l'uno, tradizionalmente utilizzato in Europa e negli Stati Uniti, che prevede un flusso di iniezione fisso e un ritardo variabile, gestito in genere su macchine veloci da sistemi di detezione automatica del bolo del mezzo di contrasto; l'altro, proposto e ampiamente usato perlopiù dagli Autori giapponesi, nel quale è fissata a priori la durata dell'iniezione del mezzo di contrasto e di conseguenza i ritardi nell'acquisizione delle varie fasi di studio.

Tecniche con flusso di iniezione fisso

Potenziamento vascolare arterioso

Il potenziamento vascolare arterioso dipende fondamentalmente dal flusso di Iodio, espresso in gI/s e dalla durata dell'iniezione. Esso è assolutamente indipendente dal volume del mezzo di contrasto. Il flusso di Iodio può essere modificato agendo su due parametri: la concentrazione del mezzo di contrasto e la velocità di iniezione, cioè il flusso espresso in mL/s. Come regola generale si può assumere che per un ottimale potenziamento arterioso siano necessari 1,6-2 gI/s. Ciò si traduce in differenti valori di velocità di iniezione, in dipendenza della concentrazione del mezzo di contrasto utilizzata (vedi Tabella 1). In linea generale, maggiore è la concentrazione del mezzo

Tabella 1 Digiuno da circa 6 ore prima dell'esame			
	Velocità di iniezione del mdc (mL/s)		
Concentrazione del mdc (mgI/mL)	**1,6 gI/s**	**1,8 gI/s**	**2,0 gI/s**
300	5,3	6	6,8
320	5	5,7	6,4
350	4,6	5	5,7
370	4,3	4,8	5,4
400	4	4,5	5
mdc, mezzo di contrasto			

di contrasto utilizzata, più bassa può essere la velocità di flusso. Si noti, comunque, come la velocità di iniezione sia in ogni modo su valori alti (> 4 mL/s), così da consentire un'adeguata visualizzazione delle strutture vascolari arteriose e delle lesioni ipervascolarizzate (ad es., noduli di epatocarcinoma, tumori neuroendocrini primitivi e secondari, metastasi ipervascolarizzate da neoplasie tiroidee, mammarie, renali, ecc). Uno dei principali vantaggi dei mezzi di contrasto ad alta concentrazione è, quindi, quello di consentire studi arteriosi (vascolari e parenchimali) ottimali a iniezioni più lente. Ciò è estremamente importante nella pratica clinica, ove talvolta l'accesso venoso può non essere idoneo, così come il letto vascolare venoso del paziente, in particolare se anziano e/o affetto da patologie oncologiche. Inoltre, un mezzo di contrasto ad alta concentrazione può essere estremamente utile nello studio di pazienti nei quali si determini una condizione di basso rapporto segnale/rumore (ad es., pazienti obesi; utilizzo di collimazioni sottili).

Potenziamento parenchimale

Il potenziamento parenchimale dipende unicamente dalla quantità di Iodio iniettata e non dal flusso. In termini generali, la quantità di Iodio necessaria per ottenere un adeguato potenziamento del parenchima epatico è variabile tra i 35 e i 45 g. Per calcolare in maniera empirica la quantità di Iodio necessaria per un determinato soggetto, si deve fare riferimento al peso corporeo. Pertanto, la dose di mezzo di contrasto espressa in grammi di Iodio dovrebbe essere uguale alla metà del peso corporeo del paziente espresso in Kg. Nei normotipi (70 Kg di peso corporeo e quindi 35 g di I) ciò si traduce in 117 mL di un mezzo di contrasto con concentrazione di 300 mgI/mL, in 100 mL per uno con concentrazione di 350 mgI/ml e in 88 mL per un 400 mgI/mL.

Ritardo della scansione

L'estrema rapidità del tempo di scansione delle apparecchiature TCMS (in grado oggi di acquisire l'intero volume del fegato in circa 5 s) richiede un particolare adattamento dei protocolli di iniezione del mezzo di contrasto, quale ad esempio un incremento del ritardo nella partenza della scansione per evitare di non avere sufficiente mezzo di contrasto nel distretto in esame. Pertanto, un ritardo di scansione fisso, a meno che il paziente non sia un soggetto giovane e in condizioni di salute ottimali e senza problemi cardio-circolatori, è assolutamente sconsigliato. E comunque, nel caso si intenda procedere con questo approccio, bisogna avere l'accortezza di aumentare il ritardo nella partenza della scansione. In particolare, nel caso di tempi di scansione dell'ordine dei 5 s per lo studio del fegato, come per le apparecchiature a 64 strati, è necessario impostare un ritardo di circa 35 s per la fase arteriosa tardiva.

Nella pratica clinica è bene, pertanto, ricorrere alla tecnica del *bolus test* o, più semplicemente, all'uso del cosiddetto *bolus tracking*. Nel caso del bolus test si inietta una piccola quantità di mezzo di contrasto (circa 20-30 mL) e si monitorizza, con scansioni a tavolo fermo a bassa dose, l'arrivo del bolo nella regione di interesse, calcolando il tempo di ritardo, che sarà quello da impostare nella successiva scansione diagnostica. Con la tecnica del *bolus tracking* si posiziona una regione di interesse (ROI) nel vaso arterioso del distretto da studiare (in particolare, negli studi addominali, la ROI si posiziona a livello dell'aorta addominale, in corrispondenza del tripode celiaco) e si comincia l'iniezione del mezzo di contrasto mentre si acquisiscono scansioni seriate a bassa dose a tavolo fermo. Sul monitor viene mostrata la curva di potenziamento generata nell'area circoscritta dalla ROI. Nel momento in cui la curva raggiunge un certo valore di soglia, scelta dall'operatore, viene fatta partire la scansione. Gli Autori usano differenti soglie e ritardi per acquisire le scansioni in fase arteriosa precoce e tardiva. Nella nostra personale esperienza, condotta con un'apparecchiatura TC spirale a 64 strati, utilizziamo una soglia di 100UH, partendo con la scansione a 10 s dalla soglia, nel caso vogliamo acquisire una fase arteriosa precoce, e a 18-23 s, nel caso di una fase arteriosa tardiva. La successiva fase portale, per la cui acquisizione non è necessario generalmente sapere il tempo di transito preciso, dovrà essere acquisita a 60-70 s dall'inizio della somministrazione del mezzo di contrasto, mentre la fase tardiva o di equilibrio del parenchima epatico si acquisisce a 150-180 s dall'inizio della somministrazione del mezzo di contrasto.

Iniezione di soluzione fisiologica

Il breve tempo di scansione pone anche un'ulteriore problematica, relativa al volume di mezzo di contrasto iniettato che può rimanere nello spazio morto del connettore, nelle vene periferiche, nel cuore destro, nel letto vascolare polmonare, oppure nelle arterie centrali. Dal momento, poi, che il potenziamento del parenchima epatico avviene prevalentemente (per circa il 70-75%) grazie al mezzo di contrasto che giunge attraverso la vena porta, il farmaco che rimane nello spazio morto non offre nessun contributo per l'identificazione delle lesioni ipovascolari in fase portale. A tale scopo, per favorire la propulsione del mezzo di contrasto, si può ricorrere alla successiva somministrazione di un bolo di soluzione salina (50 mL sono sufficienti) da iniettare mediante una pompa a doppia testa.

Tecnica con durata dell'iniezione fissa

Il protocollo di somministrazione endovenosa del mezzo di contrasto con durata dell'iniezione fissa è stato proposto al fine di semplificare e standardizzare la tecnica di esame. Esso si basa sul fatto che la durata dell'iniezione, come detto in precedenza, è uno dei fattori decisivi per predire il tempo del picco di potenziamento di ogni organo. In particolare, alcuni Autori ritengono che l'uso di una durata dell'iniezione fissa possa minimizzare le variabili del paziente, e cioè il peso corporeo, la gittata cardiaca o il tempo di circolo. Tale effetto dipende dal fatto che il tempo di picco del potenziamento aortico può essere definito precisamente mediante la durata dell'iniezione. In altri termini, il tempo di picco del potenziamento aortico è determinato non dalla durata dell'iniezione, ma dal fatto che l'intervallo di tempo tra la fine dell'iniezione e il picco di potenziamento aortico ha un valore sostanzialmente costante. In pratica, indipendentemente dal peso del paziente, si deve calcolare un tempo di circa 10 s, che corrisponde al tempo di transito del mezzo di contrasto dalle camere cardiache di destra all'aorta addominale. Ciò è valido, ovviamente, in paziente con funzione cardio-vascolare normale. Pertanto, considerando che, sulla base dell'esperienza pratica, la durata ottimale dell'iniezione del mezzo di contrasto dovrebbe essere di circa 30 s (120 mL × 4 mL/s), la fase arteriosa dovrebbe essere iniziata a 30 s + 10 s = 40 s. I successivi ritardi sono anch'essi da considerarsi costanti, e dello stesso valore (10 s). Pertanto, la fase portale dovrà essere acquisita con un ritardo di 50 s e la fase parenchimale epatica a 60 s. Lo studio delle lesioni ipervascolari (noduli di epatocarcinoma) ha una sua fase ottimale circa 5 s dopo la fase arteriosa, e cioè a circa 45 s. Questa tecnica di studio, che indubbiamente semplifica la metodologia dell'esame, ha, però, l'inconveniente di non poter essere utilizzabile in pazienti con problemi cardio-circolatori e in pazienti con peso elevato, nei quali, per mantenere una durata di iniezione costante a 30 s, dal momento che il volume di mezzo di contrasto da somministrare è aumentato, è necessario incrementare la velocità di iniezione a valori spesso non compatibili con il letto venoso del paziente.

La preparazione del paziente

Preparazione standard

Per uno studio degli organi parenchimatosi non è necessaria una specifica preparazione del paziente, se non il digiuno da almeno sei ore, come raccomandato per l'iniezione endovenosa del mezzo di contrasto. È prassi utile, ma, a nostro avviso, non indispensabile somministrare un mezzo di contrasto orale per opacizzare lo stomaco, il duodeno e le prime anse digiunali. La scelta varia tra un mezzo di contrasto positivo, un agente iodato iperosmolare diluito 1:3 in acqua, e acqua semplice alla dose di circa 500-600 mL.

Preparazioni particolari

Urografia-TC

Lo studio delle vie escretrici con TCMS è ottenuto senza particolari preparazioni, se non un'idratazione orale del paziente con acqua, al fine di incrementare la diuresi. Lo stesso scopo può essere raggiunto mediante la somministrazione endovenosa di circa 500 mL di soluzione fisiologica o, alternativamente, mediante l'iniezione endovenosa di un diuretico (furosemide a bassa dose: 0,1 mg/kg fino al massimo di 10 mg).

Piccolo intestino

Per l'opacizzazione delle anse del piccolo intestino la scelta varia tra l'uso di un mezzo di contrasto positivo oppure negativo.

I mezzi di contrasto positivi (bario, agenti iodati iperosmolari) hanno valori di attenuazione superiori a quelli dell'acqua, sono generalmente sicuri, ben tollerati dai pazienti e soprattutto hanno il vantaggio di produrre in particolare una buona distensione gastrica. I principali svantaggi sono dovuti talvolta alla disomogenea opacizzazione delle anse, con la creazione di pseudo-masse, alla possibilità di nascondere lesioni, specialmente se la concentrazione e la conseguente attenuazione sono troppo elevate e, infine, alla difficoltosa processazione dei dati volumetrici, in particolare se si è interessati all'estrazione delle mappe vascolari, arteriose e venose.

Per tali motivi oggi si preferisce utilizzare mezzi di contrasto ipodensi, corrispondenti a soluzioni acquose a base di sostanze non riassorbibili (polietilenglicole, PEG 4000) oppure lievemente iperosmolari (a base di mannitolo o sorbitolo), che richiamano, cioè, acqua nel lume intestinale, prerequisito indispensabile per ottenere un'adeguata distensione anche delle ultime anse ileali. L'acqua pura, infatti, viene normalmente riassorbita dall'ileo, non consentendo una corretta valutazione delle anse distali. A questo tipo di mezzi di contrasto appartengono i cosiddetti LHV (*low-Hounsfield value*), ovverosia, agenti di contrasto a bassa densità – attualmente disponibili solo negli Stati Uniti – costituiti da una quantità di bario che assolutamente non influenza l'attenuazione, che è pertanto quella dell'acqua, e da sorbitolo, necessario per migliorare la distensione delle ultime anse ileali.

Per quanto riguarda il volume di mezzo di contrasto da far assumere al paziente, premesso che il concetto generale è che maggiore è la quantità assunta, migliore è la distensione delle anse, sono necessari almeno 1500 mL, ma meglio se 2000 mL, per ottenere una completa e ottimale distensione di tutto il piccolo intestino.

Colon

Uno studio del colon per patologie infiammatorie, ischemiche e neoplastiche (ai fini della stadiazione tumorale) non necessita di alcuna preparazione particolare. Nel caso, invece, di uno studio di colonscopia virtuale, è indispensabile una rigorosa tecnica di esame. Innanzitutto, bisogna procedere alla pulizia intestinale e alla marcatura delle feci, ottenibile mediante l'assunzione per os da parte del paziente di un purgante (PEG, 4L oppure fosfato di sodio, 45 mL più bisacodile) il giorno precedente l'esame, e di un agente di contrasto (bario o iodio), almeno due ore prima dello studio. Attualmente sono disponibili anche preparazioni senza l'uso di purganti, utilizzando un solo agente di contrasto iodato iperosmolare in dosi di almeno 180-200 mL, da assumere il giorno precedente l'esame. È possibile anche ridurre la dose del mezzo di contrasto iodato iperosmolare sino a 50-60 mL facendo assumere al paziente un blando lassativo (PEG a basso dosaggio o lattulosio) nei due giorni antecedenti l'esame. Prima di procedere alla scansione TC è necessaria la distensione del colon, ottenibile mediante insufflazione manuale di aria o mediante pompa automatica di CO_2 attraverso un sottile catetere di gomma inserito nel retto. Nei pazienti nei quali la distensione risulta difficoltosa (ad es., per malattia diverticolare o per spasmo del colon) può essere utile la somministrazione intramuscolare o endovenosa di N-butilbromuro di joscina immediatamente prima dell'esame.

I protocolli di scansione

La tecnologia multidetettore per apparecchiature con più di 16 strati mette a disposizione collimazioni submillimetriche (0,5-0,7 mm) con la possibilità di incrementare lo spessore dello strato in relazione alla differente combinazione dei detettori. Secondo la nostra esperienza, riteniamo utile acquisire sempre le immagini con la collimazione più sottile, in modo da avere, comunque, un'elevata qualità delle riformattazioni multiplanari. L'utilizzo di una collimazione sottile non deve comportare penalizzazioni in termini di esposizione alle radiazioni (dovute all'incremento del valore di mAs) e, pertanto, è necessario l'uso di sistemi di modulazione della dose, ottimizzati su valori congrui mediante la selezione di valori di indice di rumore elevati. In questo modo si otterranno delle immagini native a collimazione sottile, gravate da rumore, utili per le ricostruzioni tridimensionali, che saranno "ispessite" durante il *post-processing* per l'analisi bidimensionale al fine di minimizzare il rumore stesso. Nella nostra esperienza, l'acquisizione è effettuata con collimazione di 0,6 mm, mentre la valutazione bidimensionale si esegue su immagini ispessite a 3 mm. Gli altri parametri della scansione sono quelli convenzionalmente implementati per gli studi addominali: kVp 120 (140 nei pazienti obesi) e mAs variabili utilizzando sistemi di modulazione automatica della dose.

Le applicazioni cliniche

Fegato

Le problematiche diagnostiche relative allo studio del fegato per le quali è richiesta una TCMS sono costituite dall'identificazione e caratterizzazione delle lesioni focali, dalla valutazione della loro distribuzione e localizzazione nell'ambito dei segmenti epatici e dai loro rapporti con le strutture vascolari. A queste valutazioni di tipo qualitativo, si rende oggi giorno necessario affiancare uno studio quantitativo, nei riguardi dell'intero fegato (volumetria epatica nei casi di pianificazioni chirurgiche, quali resezioni segmentarie o lobari, o di trapianto) o delle singole lesioni (monitoraggio della terapia).

Da un punto di vista tecnico, grazie alla rapidità della scansione, una TCMS è in grado di offrire uno studio multifasico del fegato, nel quale l'organo viene studiato in differenti fasi di potenziamento: arteriosa precoce, nella quale sono opacizzate le sole strutture vascolari arteriose ed è, pertanto, assimilabile a un'arteriografia TC, dalla quale è possibile ricostruire una mappa vascolare; arteriosa tardiva, o dominante, nella quale si osserva un potenziamento delle lesioni ipervascolari, con massimizzazione della differenza di contrasto tra le lesioni stesse e il parenchima epatico; portale, nella quale si ha un potenziamento della vena porta e del parenchima epatico, sia per la valutazione del parenchima stesso sia per osservare il comportamento della dinamica vascolare delle lesioni, necessaria per l'identificazione e caratterizzazione delle lesioni ipovascolari; tardiva, o di equilibrio, nella quale il mezzo di contrasto si trova in sede interstiziale, e che serve per la valutazione del potenziamento tardivo di alcune lesioni epatiche al fine della caratterizzazione (epatocarcinomi, colangiocarcinomi).

L'altro aspetto della TCMS in grado di avere un determinante impatto clinico riguardo allo studio del fegato è l'acquisizione con collimazione submillimetriche o millimetriche, che producono volumi di dati che, elaborati da specifici software, permettono di ottenere: 1) informazioni morfologiche multiplanari, estremamente importanti per la valutazione, ad esempio, delle lesioni a localizzazione sotto-glissoniana; 2) ricostruzioni della mappa vascolare con algoritmi bidimensionali (MIP, proiezione di massima intensità) o tridimensionali (*volume rendering*) necessarie sia nella pianificazione del trattamento del paziente sia nella guida alla successiva procedura chirurgica o radiologica interventistica; 3) informazioni quantitative, quali la volumetria epatica, con la possibilità di simulare interventi di epatectomia parziale, e quella delle lesioni focali, particolarmente importante per il *follow-up* delle metastasi e per la valutazione della risposta alla chemioterapia.

Pancreas

La TCMS ha un'ottima accuratezza nell'identificazione del carcinoma del pancreas, così come per stabilire la resecabilità chirurgica della lesione. In termini di identificazione della lesione, il maggior beneficio della TCMS deriva dallo studio multifasico, con la possibilità di acquisire una cosiddetta fase pancreatica di potenziamento, circa 10s più tardiva della fase arteriosa dominante del fegato, nella quale si ha il maggior contrasto tra il carcinoma, ipodenso, e il parenchima pancreatico normale circostante, iperdenso. Nel 5% dei casi, ciò non avviene: si tratta dei rari tumori isodensi, identificabili solo attraverso segni secondari (deformazione del profilo dell'organo, dilatazione e/o interruzione del dotto pancreatico) e nei quali è spesso necessario ricorrere a uno studio con risonanza magnetica.

Il secondo problema diagnostico è rappresentato dalla valutazione della resecabilità della lesione, legata, in particolare, alla potenziale infiltrazione vascolare. Il criterio di resecabilità è definito dalla presenza di un piano di clivaggio adiposo tra tumore e vaso o, comunque, di una contiguità limitata (in genere minore di 90°). Una lesione è definita non resecabile quando la contiguità con il vaso supera i 180°. Nelle situazioni intermedie, 90°-180°, sussiste un dubbio, risolvibile talvolta con la sola laparoscopia preoperatoria. I benefici della TCMS nella valutazione della resecabilità di una lesione del pancreas sono: 1) l'acquisizione di protocolli di studio multifasici, che consentono di ottenere le più idonee fasi di potenziamento: arteriosa, per la mappa vascolare delle arterie eventualmente coinvolte dalla neoplasia (tripode celiaco e sue diramazioni e l'arteria mesenterica superiore) e portale, per lo studio dell'infiltrazione dei vasi venosi (vena porta e vena mesenterica superiore); 2) l'acquisizione di strati sottili, in grado di evidenziare, grazie all'uso delle riformattazioni multiplanari, anche piccole aree di infiltrazione neoplastica nel tessuto adiposo peripancreatico e vascolare. Con le nuove apparecchiature TCMS si può raggiungere un'affidabilità superiore al 90% nella valutazione della resecabilità di un tumore del pancreas.

Vasi mesenterici

L'angiografia con TCMS è in grado di dimostrare anche i piccoli vasi mesenterici, fornendo un'anatomia dettagliata simile a quella ottenibile con l'angiografia a sottrazione digitale il cui ruolo è oggi limitato alle sole procedure interventistiche. Lo studio della vascolarizzazione splancnica riveste un ruolo importante nella dimostrazione delle varianti anatomiche, utili in particolare per la pianificazione chirurgica, specie se con approccio laparoscopico, nello studio della patologia ischemica acuta e cronica (digiunoileite e/o colite ischemica e patologia ischemica cronica del circolo mesenterico) e nelle emorragie gastrointestinali. In quest ultimo ambito, la TCMS ha una sensibilità nella rilevazione dell'emorragia, purché in atto, superiore all'angiografia, essendo in grado di identificare una perdita di 0,3 mL/min di sangue, rispetto ai 0,5 mL/min dell'angiografia stessa, un valore leggermente peggiore rispetto alla medicina nucleare, la cui sensibilità è di circa 0,2 mL/min. Ma la TC ha l'ulteriore vantaggio di poter dimostrare anche l'eventuale causa del sanguinamento (nel caso, ad esempio, di una neoplasia o di una patologia diverticolare) e la sede di un sanguinamento occulto, attraverso la visualizzazione di segni secondari.

Piccolo intestino

La TCMS rappresenta attualmente la metodica di studio più versatile per la valutazione radiologica del piccolo intestino. Esistono due possibili approcci metodologici: l'enterografia-TC e l'enteroclisi-TC. L'enterografia-TC consiste nello studio del piccolo intestino previa somministrazione orale di un mezzo di contrasto (vedi preparazione del paziente), mentre nell'enteroclisi-TC è previsto il preliminare posizionamento, sotto guida fluoroscopica, di un sondino naso-digiunale, attraverso il quale viene iniettato il mezzo di contrasto, oggi generalmente negativo (cioè polietilenglicole, o secondo altri Autori aria). I due approcci, in relazione alla differente invasività e accettabilità da parte del paziente, vengono riservati a indicazioni cliniche differenti: l'enterografia-TC è utilizzata nello studio e nel follow-up delle malattie infiammatorie croniche (morbo di Crohn) e nella valutazione delle patologie da malassorbimento, mentre l'enteroclisi-TC, che offre una migliore distensione del lume, al prezzo di una peggiore valutazione del mesentere, trova una sua estrema utilità nella ricerca di lesioni neoplastiche non ostruenti il lume.

Lo studio con TCMS del piccolo intestino trova la più frequente indicazione clinica nella valutazione delle malattie infiammatorie croniche, ovverosia nel morbo di Crohn. Il principale vantaggio di una tecnica cosiddetta di *cross-sectional imaging* risiede nella possibilità di studiare non solo la superficie interna del lume, bensì l'intero spessore della parete e anche il mesentere; ciò è di estrema importanza in una patologia che coinvolge tutta la parete, e non solo la mucosa, quale è il morbo di Crohn. La somministrazione endovenosa del mezzo di contrasto, inoltre, fornisce un'ulteriore informazione, relativa all'attività di malattia, che correla direttamente con l'entità del potenziamento. Infine, è possibile evidenziare con estrema accuratezza le complicanze della malattia (fistole e ascessi) e altri reperti extraintestinali, quali le linfoadenopatie reattive mesenteriali.

Nelle sindromi da malassorbimento, tra le quali la più frequente è il morbo celiaco, nei casi nei quali è necessario uno studio radiologico, un'enterografia-TC è in grado di dimostrare le tipiche alterazioni morfologiche della malattia (atonia intestinale, digiunalizzazione dell'ileo, inversione del rapporto plicare tra digiuno e ileo), così come le potenziali complicanze, quali l'intussuscezione segmentaria transitoria del piccolo intestino e l'insorgenza del linfoma.

Infine, la TC è l'unica metodica di imaging in grado di dimostrare la presenza di una lesione neoplastica in segmenti intestinali non esplorabili endoscopicamente, anche se la recente introduzione della capsula endoscopica ne sta, probabilmente, modificando l'esatta collocazione nell'iter diagnostico del paziente.

Colon

La TCMS, nello studio della patologia del colon, ha un ruolo fondamentale, che viene assolto mediante l'utilizzazione di differenti tecniche di esame. In particolare, per uno studio in urgenza (ad es. diverticolite, colite ischemica, ecc) e nella stadiazione preoperatoria e nel follow-up di un carcinoma del colon, è necessario un protocollo che preveda un rapido esame dell'addome e della pelvi, senza alcuna preliminare preparazione del paziente. Al contrario, nell'identificazione di un sospetto cancro o nella prevenzione secondaria (identificazione di un polipo adenomatoso) è necessario effettuare una colonscopia virtuale (CV).

La CV, dal suo sviluppo nel 1994, ha compiuto innumerevoli progressi, resi possibili dalle nuove tecnologie hardware (apparecchiature TCMS, workstation di analisi dei dati altamente performanti) e software (nuovi programmi di ricostruzione delle immagini, modalità di visualizzazione più veloci e semplici da utilizzare, sistemi di diagnosi assistita dal computer, CAD). Ciò ha consentito un eccellente miglioramento delle performance della metodica, come testimoniato dai recenti risultati della letteratura che hanno portato le maggiori società scientifiche internazionali (tra le quali l'*American Cancer Society* e l'*American Gastroenterological Association*) a introdurre, nel marzo 2008, la CV nella lista delle metodiche ufficialmente disponibili per lo screening del cancro colo-rettale. I vantaggi sono molteplici: elevata accuratezza diagnostica, simile alla colonscopia ottica; valutazione completa del colon in pressoché tutti i pazienti; assenza di invasività; comfort del paziente (preparazione intestinale ridotta; assenza di sedazione); sicurezza (assenza di complicanze). E studi recenti su modelli simulati dimostrano anche un favorevole rapporto di costo-efficacia rispetto agli altri metodi di screening (sigmoidoscopia; colonscopia).

A questa indicazione, si deve aggiungere quanto già noto, e cioè che la CV è considerata la metodica di elezione per lo studio del colon nei casi di colonscopia ottica incompleta, per dolicocolon, intolleranza del paziente alla procedura, spasmi intestinali che non si risolvono neppure con l'uso di farmaci spasmolitici e per cancro stenosante od ostruente il lume colico. Ed è anche raccomandata per lo studio di pazienti anziani o in condizioni generali precarie e per la valutazione della patologia diverticolare, al fine di fornire una mappa esatta dell'estensione e della gravità della malattia.

Altre applicazioni

Caratterizzazione delle lesioni surrenaliche

La TCMS può essere utilizzata per la caratterizzazione delle lesioni surrenaliche di riscontro occasionale ("incidentalomi"), in particolare per la differenziazione tra adenoma e non adenoma. Un incidentaloma può essere caratterizzato come adenoma se: 1) nella scansione precontrasto ha una densità espressa in valori UH negativa o fino a 10UH; 2) durante la fase portale e tardiva si osserva un incremento densitometrico inferiore alle 30-35UH; 3) si osserva un *wash-out* in fase tardiva >50%, utilizzando la seguente formula: (1 − UH in fase tardiva / UH in fase portale) × 100.

Urografia-TC

L'urografia-TC è la metodica di elezione per lo studio del rene e delle vie escretrici, e ha completamente sostituito l'urografia. Le varie fasi di acquisizione rivestono un ruolo nella diagnostica delle diverse affezioni renali. In particolare, la scansione precontrasto è necessaria per l'identificazione di calcoli radiopachi e per la caratterizzazione della lesioni a densità adiposa (es. angiomiolipomi); la fase cortico-midollare è necessaria per lo studio angiografico dei vasi arteriosi (anatomia, anomalie di numero e decorso), per l'analisi della vascolarizzazione e la conseguente caratterizzazione delle neoplasie solide e per le lesioni ischemiche; la fase nefrografica mostra l'anatomia dei vasi venosi, incluse varianti anatomiche, il comportamento contrastografico delle lesioni neoplastiche e nella differenziazione delle lesioni cistiche da quelle solide; la fase escretoria, indispensabile per lo studio dell'anatomia delle vie escretrici, per la valutazione della patologia uroteliale, ivi incluso lo studio della vescica.

Stadiazione locale del cancro del retto e studio di perfusione-TC

L'acquisizione di un volume corporeo con elevata risoluzione spaziale lungo l'asse-z, con la conseguente alta qualità delle ricostruzioni 2D multiplanari, permette di effettuare anche con la TCMS una stadiazione locale del cancro del retto, in particolare per le lesioni infiltrative. Il ruolo dell'imaging nelle neoplasie infiltranti del retto è quello di valutare il grado di interessamento del tessuto adiposo mesorettale e la distanza tra la neoplasia e la fascia mesorettale; tali informazioni sono indispensabili ai fini di una corretta gestione del paziente (decisione circa la necessità di una radio-chemioterapia preoperatoria e secondo quale schema terapeutico). La risoluzione di contrasto tra il tessuto neoplastico, il tessuto adiposo e la fascia mesorettale è tale da permettere una semplice identificazione di queste strutture soprattutto a livello del terzo medio e superiore del retto dove la quantità di tessuto adiposo mesorettale è abbondante; in tale sede anatomica, le prestazioni diagnostiche della TC sono sovrapponibili a quelle della RM. Ben diverso è il caso dei tumori del retto basso, con potenziale infiltrazione sfinteriale, nei quali la capacità diagnostica della RM è nettamente superiore.

L'ulteriore potenzialità offerta dalla TCMS sono gli studi di perfusione tessutale. La perfusione-TC consiste nell'acquisizione a tavolo fermo di un dato volume corporeo durante la somministrazione per via endovenosa di un bolo di mezzo di contrasto iodato e dalla successiva analisi quantitativa del volume di immagini prodotte. Software dedicati permettono di estrapolare dai valori della curva densità/tempo dei tessuti alcuni indici quantitativi (volume ematico, flusso ematico, tempo di transito medio) che dimostrano una correlazione con la neoangiogenesi neoplastica. Esistono delle preliminari evidenze, piuttosto interessanti, di come queste informazioni possano essere utilizzate nella valutazione del cancro del retto prima e dopo radioterapia e nel predire la risposta a detti trattamenti.

Bibliografia essenziale

Tecnica TCMS

Flohr TG, Stierstorfer K, Ulzheimer S et al (2005) Image reconstruction and image quality evaluation for a 64-slice CT scanner with z-flying focal spot. Med Phys 32:2536-2547
Kalra MK, Maher MM, Toth TL et al (2004) Techniques and applications of automatic tube current modulation for CT. Radiology 233:649-657
Mulkens TH, Bellinck P, Baeyaert M et al (2005) Use of an automatic exposure control mechanism for dose optimization in multi-detector row CT examinations: clinical evaluation. Radiology 237:213-223
Platten D, Keat N, Lewis M, Edyvean S (2005) Report 05068. 32 to 64 slice CT scanner comparison report version 13. ImPACT, Purchasing and Supply Agency 1-23
Prokop M (2003) Multislice CT: technical principles and future trends. Eur Radiol 13:M3-M13

Somministrazione del mezzo di contrasto

Awai K, Takada K, Onishi H et al (2002) Aortic and hepatic enhancement and tumor to liver contrast: analysis of the effect of different concentrations of contrast material at multi–detector row helical CT. Radiology 224:757–763
Fleischmann D (2003) Use of high-concentration contrast media in multiple-detector-row CT: principles and rationale. Eur Radiol 13:M14-M20
Ichikawa T, Erturk SM, Araki T (2006) Multiphasic contrast-enhanced multidetector-row CT of liver: contrast-enhancementtheory and practical scan protocol with a combination of fixed injection durationand patients' body-weight-tailored dose of contrast material. Eur J Radiol 58:165-176
Johnson PT, Fishman EK (2006) IV contrast selection for MDCT: current thoughts and practice. AJR Am J Roentgenol 186:406-415
Sahani DV, Soulez G, Chen KM et al (2007) Investigators of the IMPACT Study. A comparison of the efficacy and safety of iopamidol-370 and iodixanol-320 in patients undergoing multidetector-row computed tomography. Invest Radiol 42:856-861

Fegato

Endo I, Shimada H, Sugita M et al (2007) Role of three-dimensional imaging in operative planning for hilar cholangiocarcinoma. Surgery 142:666-675
Huang JS, Pan HB, Chou CP et al (2008) Optimizing scanning phases in detecting small (<2 cm) hepatocellular carcinoma: whole-liver dynamic study with multidetector row CT. J Comput Assist Tomogr 32:341-346
Kamel IR, Liapi E, Fishman EK (2005) Liver and biliary system: evaluation by multidetector CT. Radiol Clin North Am 43:977-997
Laghi A (2007) Multidetector CT (64 Slices) of the liver: examination techniques. Eur Radiol 17:675-683
Pandharipande PV, Krinsky GA, Rusinek H, Lee VS (2005) Perfusion imaging of the liver: current challenges and future goals. Radiology 234:661–673

Pancreas

Elena M (2008) Resectability of pancreatic adenocarcinoma: assessment using multidetector-row computed tomography with multiplanar reformations. Abdom Imaging Jun 10 [Epub ahead of print] PMID: 18543020

Gomez D, Rahman SH, Won LF et al (2006) Characterization of malignant pancreatic cystic lesions in the background of chronic pancreatitis. JOP 7:465-472

Kakihara D, Yoshimitsu K, Irie H et al (2007) Usefulness of the long-axis and short-axis reformatted images of multidetector-row CT in evaluating T-factor of the surgically resected pancreaticobiliary malignancies. Eur J Radiol 63:96-104

Klauss M, Mohr A, von Tengg-Kobligk H et al (2008) A new invasion score for determining the resectability of pancreatic carcinomas with contrast-enhanced multidetector computed tomography. Pancreatology 8:204-210

Satoi S, Yamamoto H, Takai S et al (2007) Clinical impact of multidetector row computed tomography on patients with pancreatic cancer. Pancreas 34:175-179

Vasi Mesenterici

Grierson C, Uthappa MC, Uberoi R, Warakaulle D (2007) Multidetector CT appearances of splanchnic arterial pathology. Clin Radiol 62:717-723

Kobayashi T, Ikeda Y, Murakami M et al (2008) Computed tomographic angiography to evaluate the right gastroepiploic artery for coronary artery bypass grafting. Ann Thorac Cardiovasc Surg 14:166-171

Laghi A, Iannaccone R, Catalano C, Passariello R (2001) Multislice spiral computed tomography angiography of mesenteric arteries. Lancet 358:638-639

Piccolo Intestino

Fidler JL (2008) Small bowel disease: CT imaging. Abdom Imaging Jun 10. [Epub ahead of print], PMID: 18543019

Fletcher JG, Huprich J, Loftus EV Jr et al (2008) Computerized tomography enterography and its role in small-bowel imaging. Clin Gastroenterol Hepatol 6:283-289

Kohli MD, Maglinte DD (2008) CT enteroclysis in incomplete small bowel obstruction. Abdom Imaging Jun 12. [Epub ahead of print], PMID: 18548186

Minordi LM, Vecchioli A, Poloni G, Bonomo L (2007) CT enteroclysis: multidetector technique (MDCT) versus single-detector technique (SDCT) in patients with suspected small-bowel Crohn's disease. Radiol Med 112:1188-1200

Romano S, Romano L, Grassi R (2007) Multidetector row computed tomography findings from ischemia to infarction of the large bowel. Eur J Radiol 61:433-441

Colon

Kanamoto T, Matsuki M, Okuda J et al (2007) Preoperative evaluation of local invasion and metastatic lymph nodes of colorectal cancer and mesenteric vascular variations using multidetector-row computed tomography before laparoscopic surgery. J Comput Assist Tomogr 31:831-839

Kim DH, Pickhardt PJ, Taylor AJ et al (2007) CT colonography versus colonoscopy for the detection of advanced neoplasia. N Engl J Med 357:1403-1412

Laghi A, Passariello R (2008) La colonscopia virtuale. Springer-Verlag Italia 2008

Pickhardt PJ, Hassan C, Laghi A et al (2008) Small and diminutive polyps detected at screening CT colonography: a decision analysis for referral to colonoscopy. AJR 190:136-144

Smith RA, Cokkinides V, Brawley OW (2008) Cancer screening in the United States, 2008: a review of current American Cancer Society guidelines and cancer screening issues. CA Cancer J Clin 58:161-179

Taylor SA, Laghi A, Lefere P, Halligan S, Stoker J (2007) European Society of Gastrointestinal and Abdominal Radiology (ESGAR): consensus statement on CT colonography. Eur Radiol 17:575-579

PROTOCOLLI DI SCANSIONE

Fegato: angioma

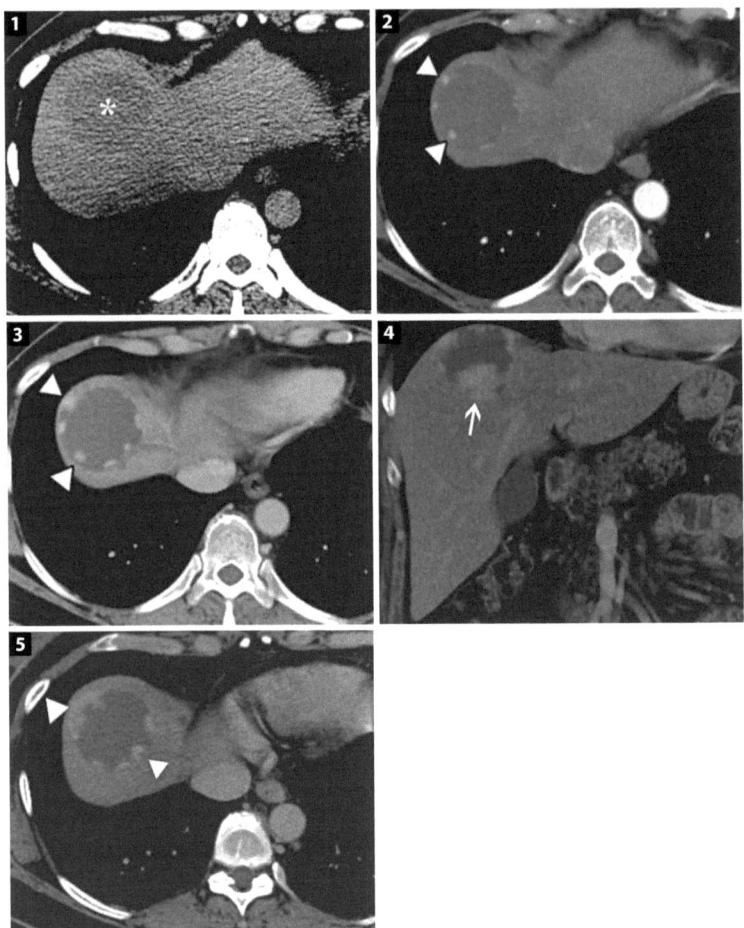

1 Lo studio pre-contrastografico mostra una lesione focale epatica ipodensa (*asterisco*).
2 Nella fase arteriosa epatica si osservano dei gettoni di potenziamento periferico all'interno della lesione con aspetto globulare (*punte di freccia*). Si noti come la densità dei gettoni di potenziamento sia sovrapponibile a quella dell'aorta addominale in relazione alla natura vascolare della lesione angiomatosa. **3** Nella fase portale la lesione mostra riempimento centrifugo da parte del mdc. **4, 5** Nella fase tardiva la lesione tende al riempimento (*freccia*); negli angiomi di grandi dimensioni possono residuare delle aree interne ipodense. In ogni caso non si osserva mai un wash-out delle porzioni che mostrano potenziamento e la densità di tali elementi è sempre identica a quella dei vasi. Il segno maggiormente utile per la caratterizzazione è rappresentato dal potenziamento periferico e globulare in fase arteriosa

Protocollo di studio

Preparazione del paziente: digiuno da almeno 6 ore prima dell'esame

Dose mdc: gI = ½ peso corporeo paziente

Concentrazione	Peso paziente		
	< 60 kg	< 80 kg	> 80 kg
(300 mgI/ml)	100 mL	130 mL	150 mL
(350 mgI/ml)	85 mL	115 mL	130 mL
(400 mgI/ml)	75 mL	100 mL	110 mL

Flusso di iniezione: 1,6-2,0 gI/s

Concentrazione	Flusso
300 mgI/ml	5,5 ml/s
350 mgI/ml	4,5 ml/s
400 mgI/ml	4,0 ml/s

Scansione pre-contrasto: utile, non indispensabile

Scansioni post-contrasto: 3 fasi, arteriosa tardiva, portale ed equilibrio

Ritardo nella scansione:
1. utilizzare tecniche di monitoraggio del bolo ("bolus tracking")
2. fase arteriosa tardiva: 18-23 s dopo la soglia (100 UH)
3. fase portale: 60-70 s dall'inizio dell'iniezione del mdc
4. fase di equilibrio: 180 s dall'inizio dell'iniezione del mdc

Letture consigliate

Jang HJ, Kim TK, Lim HK et al (2003) Hepatichemangioma: atypical appearances on CT, MR imaging, and sonography. AJR Am J Roentgenol 180:135-141

Winterer JT, Kotter E, Ghanem N, Langer M (2006) Detection and characterization of benign focal liver lesions with multislice CT. Eur Radiol 16:2427-2443

Yun EJ, Choi BI, Han JK et al (1999) Hepatic hemangioma: contrast-enhancement pattern during the arterial and portal venous phases of spiral CT. Abdom Imaging 24:262-266

Fegato: adenoma

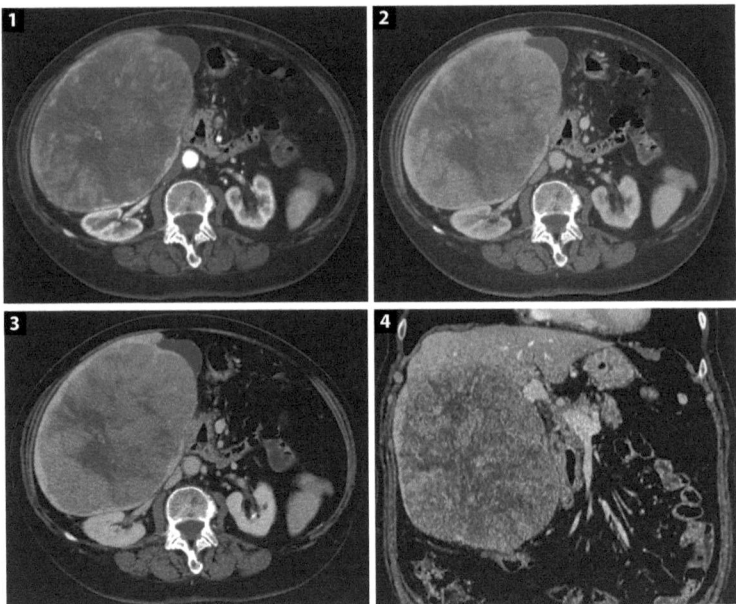

1 La fase arteriosa epatica mostra una voluminosa lesione focale epatica solida con una componente ipervascolarizzata, marcatamente disomogenea per la presenza di aree necrotiche interne. **2** Nella fase portale si differenziano meglio le componenti solide, che presentano un potenziamento, da quelle necrotiche, che appaiono ipodense. **3** Nella fase tardiva si apprezza un chiaro wash-out del mezzo di contrasto. **4** La riformattazione sul piano coronale mostra meglio le dimensioni della lesione e la crescita in parte esofitica. Il restante parenchima epatico non presenta segni di epatopatia cronica

Protocollo di studio

Preparazione del paziente: digiuno da circa 6 ore prima dell'esame

Dose mdc: gI = ½ peso corporeo paziente

Concentrazione	Peso paziente		
	< 60 kg	< 80 kg	> 80 kg
(300 mgI/ml)	100 mL	130 mL	150 mL
(350 mgI/ml)	85 mL	115 mL	130 mL
(400 mgI/ml)	75 mL	100 mL	110 mL

Flusso di iniezione: 1,6-2,0 gI/s

Concentrazione	Flusso
300 mgI/ml	5,5 ml/s
350 mgI/ml	4,5 ml/s
400 mgI/ml	4,0 ml/s

Scansione pre-contrasto: utile, non indispensabile

Scansioni post-contrasto: 3 fasi, arteriosa tardiva, portale ed equilibrio

Ritardo nella scansione:
1. utilizzare tecniche di monitoraggio del bolo ("bolus tracking")
2. fase arteriosa tardiva: 18-23 s dopo la soglia (100 UH)
3. fase portale: 60-70 s dall'inizio dell'iniezione del mdc
4. fase di equilibrio: 180 s dall'inizio dell'iniezione del mdc

Letture consigliate

Brancatelli G, Federle MP, Vullierme MP et al (2006) CT and MR imaging evaluation of hepatic adenoma. J Comput Assist Tomogr 30:745-750

Ichikawa T, Federle MP, Grazioli L, Nalesnik M (2000) Hepatocellular adenoma: multiphasic CT and histopathologic findings in 25 patients. Radiology 214:861-868

Lim AK, Patel N, Gedroyc WM et al (2002) Hepatocellular adenoma: diagnostic difficulties and novel imaging techniques. Br J Radiol 75:695-699

Fegato: iperplasia nodulare focale (FNH)

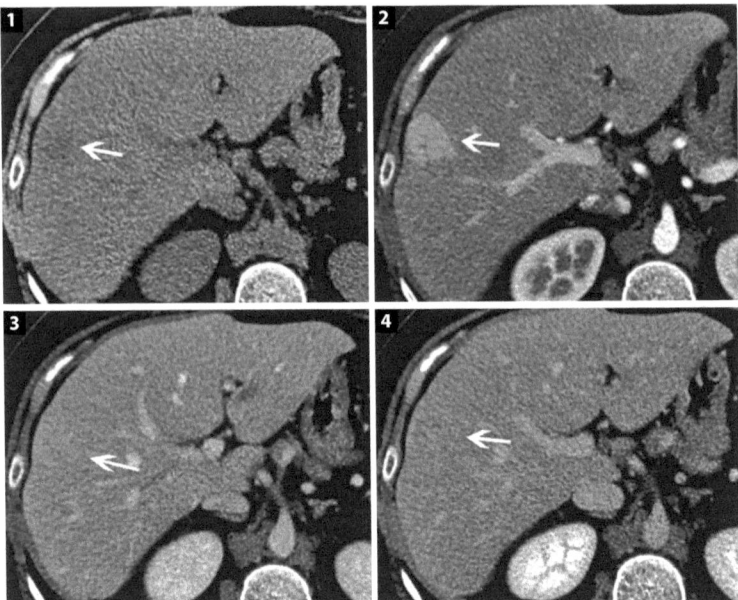

1 Nella fase pre-contrasto si apprezza una formazione nodulare lievemente ipodensa rispetto al parenchima epatico (*freccia*). **2** La fase arteriosa epatica mostra una lesione focale solida con morfologia lobulata con omogeneo e intenso potenziamento. **3** Nella fase portale si dimostra un wash-out della lesione che si presenta isodensa rispetto al parenchima epatico. **4** Nella fase tardiva si conferma l'isodensità della lesione rispetto al parenchima epatico. Questo aspetto è caratteristico delle lesioni epatocellulari benigne ipervascolari, quali l'iperplasia nodulare focale. L'assenza di una cicatrice centrale non rappresenta un segno imprescindibile per la diagnosi di iperplasia nodulare focale, in particolare nelle lesioni di piccole dimensioni

Protocollo di studio

Preparazione del paziente: digiuno da almeno 6 ore prima dell'esame

Dose mdc: gI = ½ peso corporeo paziente

Concentrazione	Peso paziente		
	< 60 kg	< 80 kg	> 80 kg
(300 mgI/ml)	100 mL	130 mL	150 mL
(350 mgI/ml)	85 mL	115 mL	130 mL
(400 mgI/ml)	75 mL	100 mL	110 mL

Flusso di iniezione: 1,6-2,0 gI/s

Concentrazione	Flusso
300 mgI/ml	5,5 ml/s
350 mgI/ml	4,5 ml/s
400 mgI/ml	4,0 ml/s

Scansione pre-contrasto: utile

Scansioni post-contrasto: 3 fasi, arteriosa tardiva, portale ed equilibrio

Ritardo nella scansione:
1. utilizzare tecniche di monitoraggio del bolo ("bolus tracking")
2. fase arteriosa tardiva: 18-23 s dopo la soglia (100 UH)
3. fase portale: 60-70 s dall'inizio dell'iniezione del mdc
4. fase di equilibrio: 180 s dall'inizio dell'iniezione del mdc

Letture consigliate

Brancatelli G, Federle MP, Katyal S, Kapoor V (2002) Hemodynamic characterization of focal nodular hyperplasia using three-dimensional volume-rendered multidetector CT angiography. AJR Am J Roentgenol 179:81-85

Lin MC, Tsay PK, Ko SF et al (2008) Triphasic dynamic CT findings of 63 hepatic focal nodular hyperplasia in 46 patients: correlation with size and pathological findings. Abdom Imaging 33:301-307

Xu AM, Cheng HY, Chen D et al (2002) Plane and weighted tri-phase helical CT findings in the diagnosis of liver focal nodular hyperplasia. Hepatobiliary Pancreat Dis Int 1:219-223

Fegato: epatocarcinoma

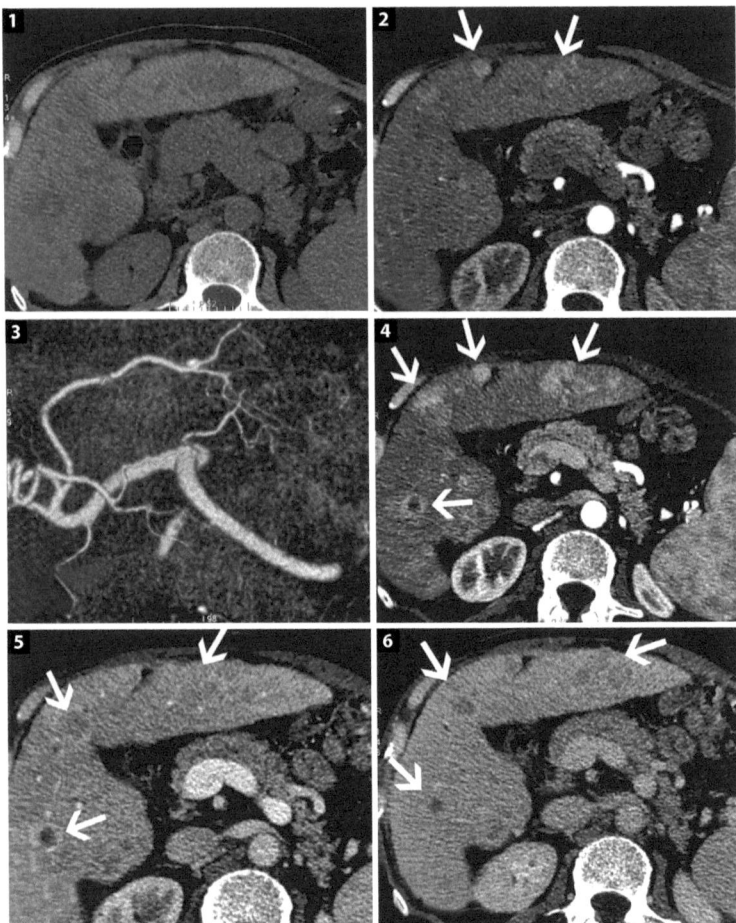

1 Studio pre-contrasto. Sono evidenti le alterazioni cirrotiche del fegato, con diffusa irregolarità dei margini per la presenza di multiple nodularità.   **2** Studio post-contrasto: fase arteriosa precoce. In questa fase si apprezza un ottimale enhancement vascolare, e solo un lieve potenziamento dei multipli noduli ipervascolari di epatocarcinoma (*frecce*).   **3** Ricostruzione vascolare tridimensionale con algoritmo di proiezione di massima intensità (MIP) con evidenza di circoli patologici nel II segmento, sede di un grossolano nodulo di epatocarcinoma.   **4** Studio post-contrasto: fase arteriosa tardiva. In questa fase si ottiene la migliore visualizzazione dei multipli noduli di epatocarcinoma, che mostrano una intensa ipervascolarizzazione. Il numero di noduli identificati è nettamente maggiore rispetto alla fase arteriosa precoce.   **5** Studio post-contrasto: fase portale. La fase portale dimostra il wash-out tipico dei noduli di epatocarcinoma, benché non completo in tutti i noduli.   **6** Studio post-contrasto: fase tardiva. Migliore evidenza del wash-out tipico delle lesioni neoplastiche maligne, con incremento del contrasto tra la lesione e il parenchima epatico adiacente

Protocollo di studio

Preparazione del paziente: digiuno da almeno 6 ore

Dose mdc: gI = ½ peso corporeo paziente

Concentrazione	Peso paziente		
	< 60 kg	< 80 kg	> 80 kg
(300 mgI/ml)	100 mL	130 mL	150 mL
(350 mgI/ml)	85 mL	115 mL	130 mL
(400 mgI/ml)	75 mL	100 mL	110 mL

Flusso di iniezione: 1,6-2,0 gI/s

Concentrazione	Flusso
300 mgI/ml	5,5 ml/s
350 mgI/ml	4,5 ml/s
400 mgI/ml	4,0 ml/s

Scansione pre-contrasto: utile, non indispensabile

Scansioni post-contrasto: 3 fasi, arteriosa tardiva, portale e equilibrio; la fase arteriosa precoce è necessaria solo per ottenere una mappa vascolare (pianificazione chirurgica o radiologica interventistica)

Ritardo nella scansione:
1. utilizzare tecniche di monitoraggio del bolo ("bolus tracking")
2. fase arteriosa precoce: 10 s dopo la soglia (100 UH)
3. fase arteriosa tardiva: 18-23 s dopo la soglia (100 UH)
4. fase portale: 60-70 s dall'inizio dell'iniezione del mdc
5. fase di equilibrio: 180 s dall'inizio dell'iniezione del mdc

Letture consigliate

Iannaccone R, Laghi A, Catalano C et al (2005) Hepatocellular carcinoma: role of unenhanced and delayed phase multi-detector row helical CT in patients with cirrhosis. Radiology 234:460-467

Laghi A, Iannaccone R, Rossi P et al (2003) Hepatocellular carcinoma: detection with triple-phase multi-detector row helical CT in patients with chronic hepatitis. Radiology 226:543-549

Mori K, Yoshioka H, Takahashi N et al (2005) Triple arterial phase dynamic MRI with sensitivity encoding for hypervascular hepatocellular carcinoma: comparison of the diagnostic accuracy among the early, middle, late, and whole triple arterial phase imaging. AJR Am J Roentgenol 184:63-69

Fegato: colangiocarcinoma periferico

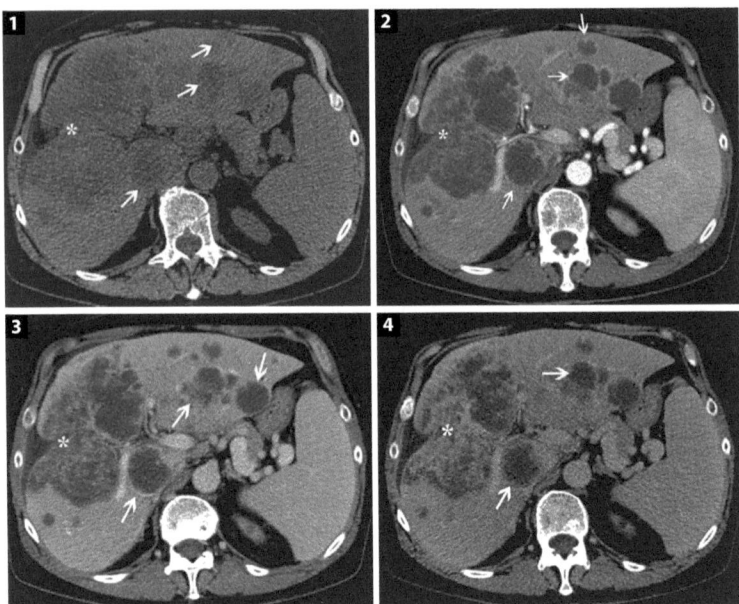

1 Lo studio pre-contrastografico mette in evidenza numerosi lesioni focali epatiche ipodense (*frecce*) delle quali una, di dimensioni maggiori, con associata retrazione capsulare (*asterisco*), tipico segno, quest'ultimo, di malignità e fortemente sospetto per colangiocarcinoma. **2** Nella fase arteriosa tutte le lesioni appaiono francamente ipovascolarizzate rispetto al circostante parenchima epatico. **3** Nella fase portale si apprezza una migliore demarcazione delle lesioni dal parenchima epatico, con evidenza di potenziamento delle componenti solide. **4** Nella fase tardiva si noti il potenziamento lesionale tardivo, più evidente nella lesione di maggiori dimensioni, caratteristico della natura stromale del tumore

Protocollo di studio

Preparazione del paziente: digiuno da almeno 6 ore

Dose mdc: gI = ½ peso corporeo paziente

Concentrazione	Peso paziente		
	< 60 kg	< 80 kg	> 80 kg
(300 mgI/ml)	100 mL	130 mL	150 mL
(350 mgI/ml)	85 mL	115 mL	130 mL
(400 mgI/ml)	75 mL	100 mL	110 mL

Flusso di iniezione: 1,6-2,0 gI/s

Concentrazione	Flusso
300 mgI/ml	5,5 ml/s
350 mgI/ml	4,5 ml/s
400 mgI/ml	4,0 ml/s

Scansione pre-contrasto: utile, non indispensabile

Scansioni post-contrasto: 3 fasi, arteriosa tardiva, portale ed equilibrio

Ritardo nella scansione:
1. utilizzare tecniche di monitoraggio del bolo ("bolus tracking")
2. fase arteriosa tardiva: 18-23 s dopo la soglia (100 UH) utile ma non indispensabile
3. fase portale: 60-70 s dall'inizio dell'iniezione del mdc
4. fase di equilibrio: 180 s dall'inizio dell'iniezione del mdc. Molto utile nella valutazione del potenziamento tardivo

Letture consigliate

Choi YH, Lee JM, Lee JY et al (2008) Biliary malignancy: value of arterial, pancreatic, and hepatic phase imaging with multidetector-row computed tomography. J Comput Assist Tomogr 32:362-368

Kim NR, Lee JM, Kim SH et al (2008) Enhancement characteristics of cholangio carcinomas on mutiphasic helical CT: emphasis on morphologic subtypes. Clin Imaging 32:114-120

Uchida M, Ishibashi M, Tomita N et al (2005) Hilar and suprapancreatic cholangiocarcinoma: value of 3D angiography and multi phase fusion images using MDCT. AJR Am J Roentgenol 184:1572-1577

Fegato: metastasi ipovascolari da cancro del polmone

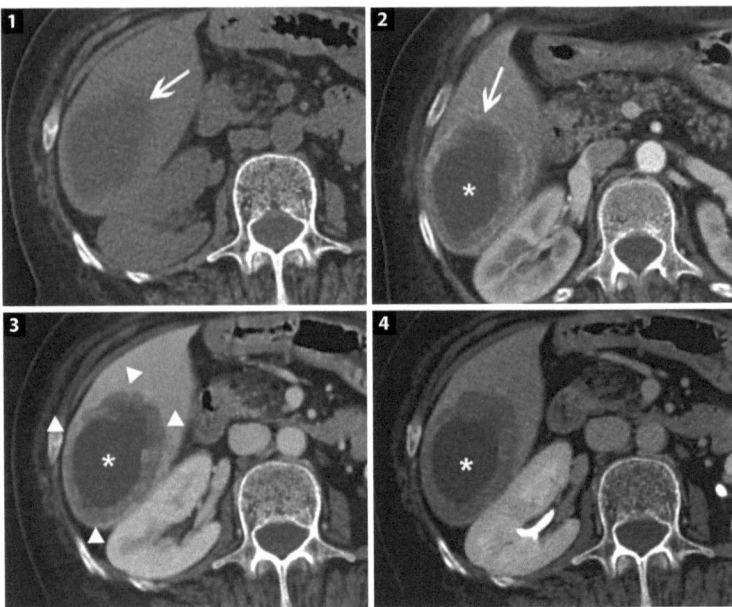

1 Studio pre-contrasto. È evidente una lesione nodulare ipodensa al V segmento epatico, a margini sfumati (*freccia*). **2** Studio post-contrasto: fase arteriosa tardiva. In fase arteriosa tardiva una metastasi ipovascolare mostra comunque un potenziamento periferico che demarca il tessuto neoplastico vitale (*freccia*) dal centro necrotico (*asterisco*). **3** Studio post-contrasto: fase portale. La fase portale dimostra il potenziamento del tessuto vitale situato in periferia (*punte di freccia*) e l'ipodensità della porzione necrotica centrale (*asterisco*). **4** Studio post-contrasto: fase tardiva. Il potenziamento della porzione periferica diventa più omogeneo; appare più evidente la porzione centrale necrotica (*asterisco*)

Protocollo di studio

Preparazione del paziente: digiuno da circa 6 ore prima dell'esame

Dose mdc: gI = ½ peso corporeo paziente

Concentrazione	Peso paziente		
	< 60 kg	< 80 kg	> 80 kg
(300 mgI/ml)	100 mL	130 mL	150 mL
(350 mgI/ml)	85 mL	115 mL	130 mL
(400 mgI/ml)	75 mL	100 mL	110 mL

Flusso di iniezione: 1,6-2,0 gI/s

Concentrazione	Flusso
300 mgI/ml	5,5 ml/s
350 mgI/ml	4,5 ml/s
400 mgI/ml	4,0 ml/s

Scansione pre-contrasto: utile per identificare eventuali calcificazioni distrofiche (tumori mucinosi)

Scansioni post-contrasto: 2 fasi: portale ed equilibrio. La fase arteriosa tardiva non è indispensabile nella caratterizzazione delle metastasi ipovascolari; tuttavia, in caso di intervento chirurgico può servire per ottenere una mappa vascolare (pianificazione chirurgica o radiologica interventistica)

Ritardo nella scansione:
1. utilizzare tecniche di monitoraggio del bolo ("bolus tracking")
2. fase arteriosa tardiva: 18-23 s dopo la soglia (100 UH)
3. fase portale: 60-70 s dall'inizio dell'iniezione del mdc
4. fase di equilibrio: 180 s dall'inizio dell'iniezione del mdc

Letture consigliate

Dawson P, Blomley M (2002) The value of mathematical modelling in understanding contrast enhancement in CT with particular reference to the detection of hypovascular liver metastases. Eur J Radiol 41:222-236

Silverman PM (2006) Liver metastases: imaging considerations for protocol development with multislice CT (MSCT). Cancer Imaging 6:175-181

Soyer P, Poccard M, Boudiaf M et al (2004) Detection of hypovascular hepatic metastases at triple-phase helical CT: sensitivity of phases and comparison with surgical and histopathologic findings. Radiology 231:413-420

Fegato: metastasi ipervascolari da carcinoma renale

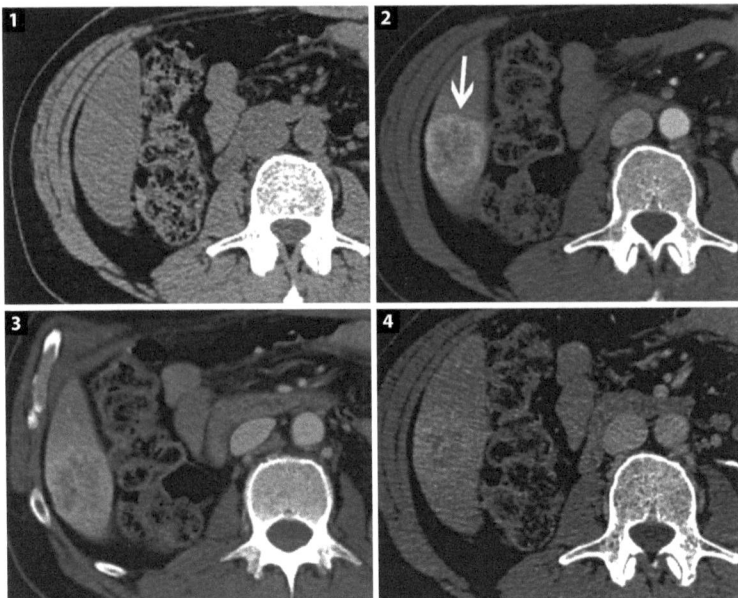

1 Studio pre-contrasto. Nello studio basale la lesione non appare evidente per l'assenza di contrasto con il circostante parenchima epatico. **2** Studio post-contrasto: fase arteriosa tardiva. In fase arteriosa tardiva si dimostra un marcato potenziamento della lesione secondaria (*freccia*) del VI segmento, ora chiaramente differenziabile dal parenchima epatico circostante. **3** Studio post-contrasto: fase portale. In questa fase si apprezza un parziale wash-out della porzione centrale della lesione, indicativo di malignità. **4** Studio post-contrasto: fase tardiva. Anche in fase tardiva non è appezzabile un completo wash-out della lesione, la cui porzione periferica è ancora modicamente iperdensa rispetto al parenchima epatico circostante

Protocollo di studio

Preparazione del paziente: digiuno da circa 6 ore prima dell'esame

Dose mdc: gI = ½ peso corporeo paziente

Concentrazione	Peso paziente		
	< 60 kg	< 80 kg	> 80 kg
(300 mgI/ml)	100 mL	130 mL	150 mL
(350 mgI/ml)	85 mL	115 mL	130 mL
(400 mgI/ml)	75 mL	100 mL	110 mL

Flusso di iniezione: 1,6-2,0 gI/s

Concentrazione	Flusso
300 mgI/ml	5,5 ml/s
350 mgI/ml	4,5 ml/s
400 mgI/ml	4,0 ml/s

Scansione pre-contrasto: utile, per l'eventuale identificazione di calcificazioni distrofiche

Scansioni post-contrasto: 3 fasi, arteriosa tardiva, portale ed equilibrio. In pazienti oncologici con neoplasie primitive che possono generare metastasi ipervascolari (neoplasie renali, carcinoidi, corion carcinoma, carcinoma della mammella, melanoma, tumore neuroendocrino del pancreas, sarcoma, feocromocitoma, ecc.) è indispensabile eseguire tutte e tre le fasi sovra descritte, in quanto la migliore evidenza delle lesioni si ha in fase arteriosa tardiva

Ritardo nella scansione:
1. utilizzare tecniche di monitoraggio del bolo ("bolus tracking")
2. fase arteriosa tardiva: 18-23 s dopo la soglia (100 UH)
3. fase portale: 60-70 s dall'inizio dell'iniezione del mdc
4. fase di equilibrio: 180 s dall'inizio dell'iniezione del mdc

Letture consigliate

Ascenti G, Visalli C, Genitori A et al (2004) Multiple hypervascular pancreatic metastases from renal cell carcinoma: dynamic MR and spiral CT in three cases. Clin Imaging 28:349-352

Meyer BC, Frericks BB, Voges M et al (2008) Visualization of hypervascular liver lesions during TACE: comparison of angiographic C-arm CT and MDCT. AJR Am J Roentgenol 190:W263-269

Namasivayam S, Salman K, Mittal PK et al (2007) Hypervascular hepatic focal lesions: spectrum of imaging features. Curr Probl Diagn Radiol 36:107-123

Vie biliari: carcinoma intraduttale papillare del coledoco

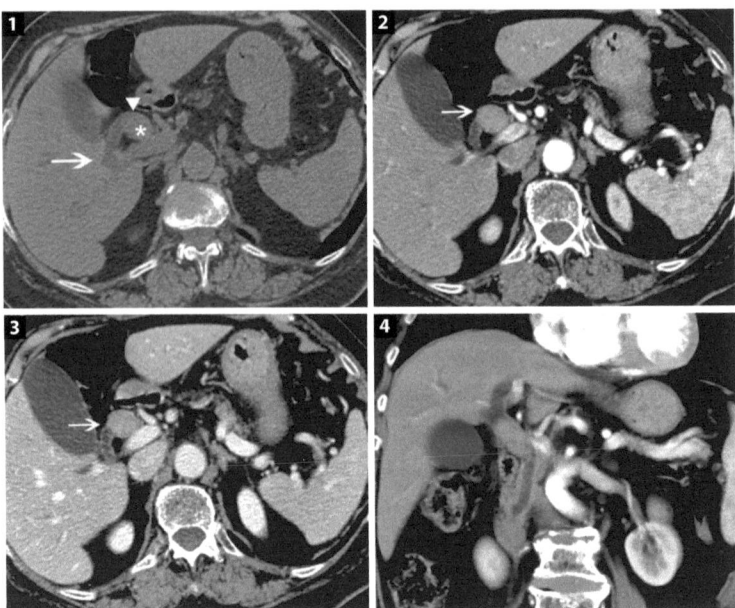

1 Scansione assiale pre-contrasto: la scansione condotta a livello dell'ilo epatico evidenzia una dilatazione della via biliare principale (*punta di freccia*) e delle prime diramazioni intra-epatiche (*freccia*). A valle della dilatazione della via biliare principale si osserva un tessuto della densità dei tessuti molli, rotondeggiante e a margini regolari (*asterisco*).   **2** Scansione assiale post-contrasto, fase arteriosa tardiva: è evidente il potenziamento del tessuto solido (*freccia*) localizzato all'interno del lume della via biliare principale, riferibile a carcinoma intra-duttale della via biliare principale.   **3** Scansione assiale post-contrasto, fase portale: la lesione intraduttale (*freccia*) presenta un persistente potenziamento; questa scansione dimostra come la crescita sia intraluminale senza infiltrazione del tessuto adiposo circostante.   **4** Scansione post-contrasto, fase portale, ricostruzione sul piano coronale a strato spesso: è evidente l'estensione longitudinale della lesione intraduttale e la dilatazione delle vie biliari a monte

Protocollo di studio

Preparazione del paziente: digiuno da circa 6 ore prima dell'esame

Dose mdc: gI = ½ peso corporeo paziente

Concentrazione	Peso paziente		
	< 60 kg	< 80 kg	> 80 kg
(300 mgI/ml)	100 mL	130 mL	150 mL
(350 mgI/ml)	85 mL	115 mL	130 mL
(400 mgI/ml)	75 mL	100 mL	110 mL

Flusso di iniezione: 1,6-2,0 gI/s

Concentrazione	Flusso
300 mgI/ml	5,5 ml/s
350 mgI/ml	4,5 ml/s
400 mgI/ml	4,0 ml/s

Scansione pre-contrasto: utile per dimostrare una iperdensità della lesione endoluminale, che potrebbe porre la diagnosi di un calcolo della via biliare principale

Scansioni post-contrasto: 2 fasi, arteriosa tardiva e portale

Ritardo nella scansione:
1. utilizzare tecniche di monitoraggio del bolo ("bolus tracking")
2. fase arteriosa tardiva: 18-23 s dopo la soglia (100 UH)
3. fase portale: 60-70 s dall'inizio dell'iniezione del mdc

Letture consigliate

Itatsu K, Fujii T, Sasaki M et al (2007) Intraductal papillary cholangiocarcinoma and atypical biliary epithelial lesions confused with intrabiliary extension of metastatic colorectal carcinoma. Hepatogastroenterology 54:677-680

Ji Y, Fan J, Zhou J et al (2008) Intraductal papillary neoplasms of bile duct. A distinct entity like its counterpart in pancreas. Histol Histopathol 23:41-50

Kim NR, Lee JM, Kim SH et al (2008) Enhancement characteristics of cholangiocarcinomas on mutiphasic helical CT: emphasis on morphologic subtypes. Clin Imaging 32:114-120

Pancreas: adenocarcinoma

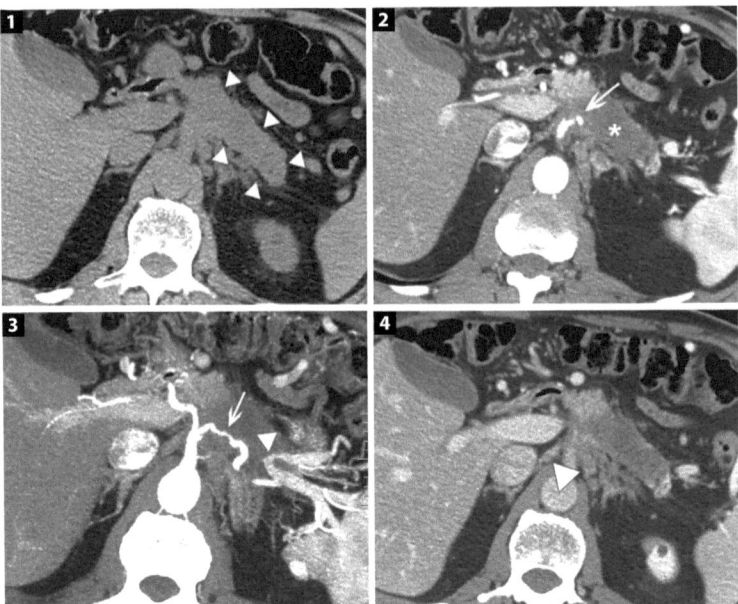

1 Scansione assiale pre-contrasto: si apprezza una lesione solida, a margini irregolari (*punte di freccia*) del corpo del pancreas con alterazione del tessuto adiposo peripancreatico in sede anteriore; posteriormente non è possibile definire con sicurezza i rapporti con le strutture vascolari. **2** Scansione assiale post-contrasto, fase pancreatica. È evidente la presenza a livello del corpo-coda del pancreas di un voluminoso tessuto solido neoformato (*asterisco*), modicamente ipovascolarizzato rispetto al circostante parenchima pancreatico; tale tessuto presenta segni d'infiltrazione del tessuto adiposo peri-pancreatico, anteriormente, e della fascia pararenale anteriore, posteriormente; è, inoltre, evidente *encasement* del tripode celiaco e dell'emergenza dell'arteria splenica. **3** Ricostruzione con tecnica MIP sul piano assiale della fase pancreatica in cui si apprezza l'infiltrazione del tripode e dell'arteria splenica, che presenta un calibro ridotto e una diffusa irregolarità parietale (*freccia*). Già in questa fase si osserva una completa occlusione della vena splenica (*punta di freccia*) con evidenza di circoli collaterali. **4** Scansione assiale post-contrasto, fase portale: si conferma la presenza della neoformazione del corpo del pancreas, con infiltrazione del tessuto adiposo peri-pancreatico, anteriormente, e della fascia pararenale anteriore, posteriormente; sono, inoltre, evidenti linfoadenopatie in sede paraortica (*punta di freccia*)

Protocollo di studio

Preparazione del paziente: digiuno da circa 6 ore prima dell'esame

Dose mdc: gI = ½ peso corporeo paziente

Concentrazione	Peso paziente		
	< 60 kg	< 80 kg	> 80 kg
(300 mgI/ml)	100 mL	130 mL	150 mL
(350 mgI/ml)	85 mL	115 mL	130 mL
(400 mgI/ml)	75 mL	100 mL	110 mL

Flusso di iniezione: 1,6-2,0 gI/s

Concentrazione	Flusso
300 mgI/ml	5,5 ml/s
350 mgI/ml	4,5 ml/s
400 mgI/ml	4,0 ml/s

Scansione pre-contrasto: utile, non indispensabile

Scansioni post-contrasto: 2 fasi, pancreatica e portale

Ritardo nella scansione:
1. utilizzare tecniche di monitoraggio del bolo ("bolus tracking")
2. fase pancreatica: 28-33 s dopo la soglia (100 UH)
3. fase portale: 60-70 s dall'inizio dell'iniezione del mdc

Letture consigliate

Brennan DD, Zamboni GA, Raptopoulos VD, Kruskal JB (2007) Comprehensive preoperative assessment of pancreatic adenocarcinoma with 64-section volumetric CT. RadioGraphics 27:1653-1666

Chaudhari VV, Raman SS, Vuong NL et al (2007) Pancreatic cystic lesions: discrimination accuracy based on clinical data and high resolution CT features. J Comput Assist Tomogr 31:860-867

Gomez D, Rahman SH, Won LF et al (2006) Characterization of malignant pancreatic cystic lesions in the background of chronic pancreatitis. JOP 7:465-472

Pancreas: tumore mucinoso intra-duttale

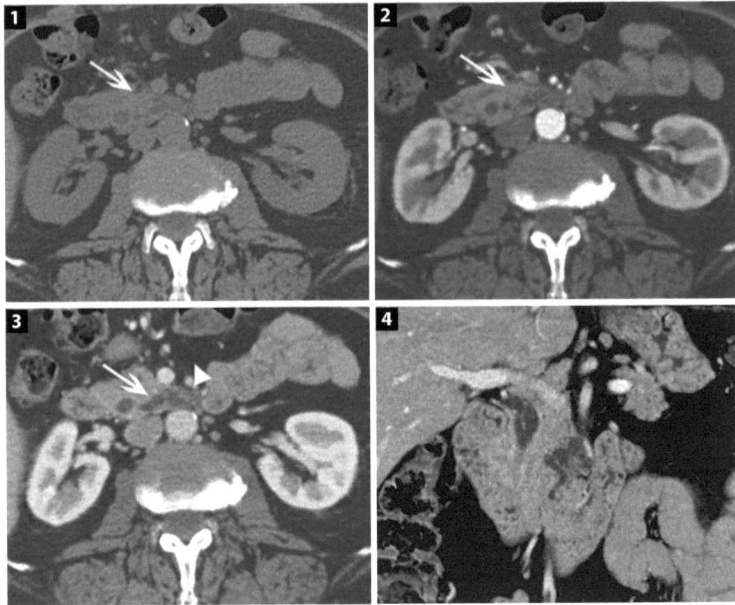

1 Scansione assiale pre-contrasto: in questa fase si osserva una tumefazione del processo uncinato (*freccia*), che appare lievemente ipodensa rispetto al circostante parenchima pancratico. **2** Scansione assiale post-contrasto, fase pancreatica: è evidente il potenziamento del parenchima pancreatico normale che contrasta con l'ipodensità della regione del processo uncinato, di aspetto simil-cistico (*freccia*). **3** Scansione assiale post-contrasto, fase portale: in questa fase si osserva l'ectasia simil-cistica (*punta di freccia*) di un dotto secondario ventrale (*freccia*) che drena la regione del processo uncinato, compatibile con la diagnosi di tumore mucinoso intra-duttale. **4** Riformattazione sul piano coronale dello studio in fase portale: nella riformattazione si osserva l'intero decorso del dotto secondario ventrale ectasico e delle lacune simil-cistiche del tratto distale

Protocollo di studio

Preparazione del paziente: digiuno da circa 6 ore prima dell'esame

Dose mdc: gI = ½ peso corporeo paziente

Concentrazione	Peso paziente		
	< 60 kg	< 80 kg	> 80 kg
(300 mgI/ml)	100 mL	130 mL	150 mL
(350 mgI/ml)	85 mL	115 mL	130 mL
(400 mgI/ml)	75 mL	100 mL	110 mL

Flusso di iniezione: 1,6-2,0 gI/s

Concentrazione	Flusso
300 mgI/ml	5,5 ml/s
350 mgI/ml	4,5 ml/s
400 mgI/ml	4,0 ml/s

Scansione pre-contrasto: utile per la diagnosi, se si identificano calcificazioni intra-duttali, tipiche di questa forma neoplastica

Scansioni post-contrasto: 2 fasi, pancreatica e portale

Ritardo nella scansione:
1. utilizzare tecniche di monitoraggio del bolo ("bolus tracking")
2. fase pancreatica: 28-33 s dopo la soglia (100 UH)
3. fase portale: 60-70 s dall'inizio dell'iniezione del mdc

Letture consigliate

Kawamoto S, Lawler LP, Horton KM et al (2006) MDCT of intraductal papillary mucinous neoplasm of the pancreas: evaluation of features predictive of invasive carcinoma. AJR Am J Roentgenol 3:687-695

Takada A, Itoh S, Suzuki K et al (2005) Branch duct-type intraductal papillary mucinous tumor: diagnostic value of multiplanar reformatted images in multislice CT. Eur Radiol 15:1888-1897. Epub 2005 Mar 12

Takeshita K, Kutomi K, Takada K et al (2008) Differential diagnosis of benign or malignant intraductal papillary mucinous neoplasm of the pancreas by multidetector row helical computed tomography: evaluation of predictive factors by logistic regression analysis. J Comput Assist Tomogr 32:191-197

Pancreas: tumore neuroendocrino

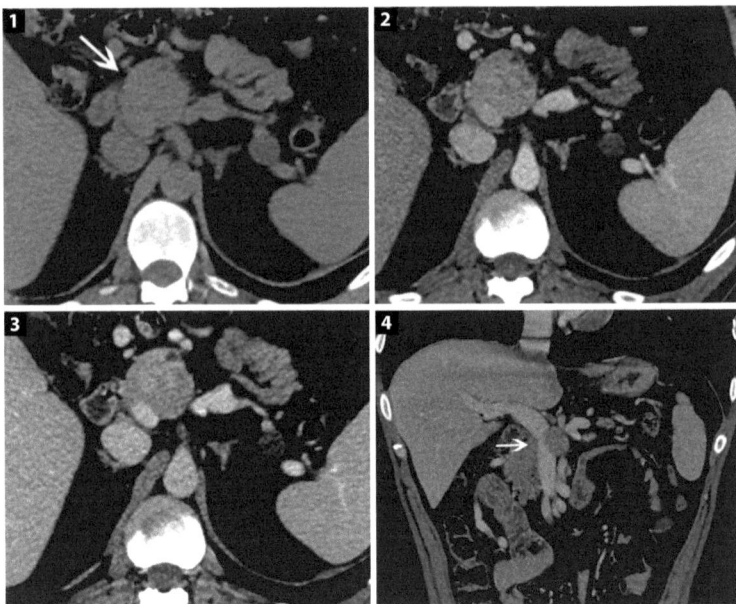

1 Scansione assiale pre-contrasto: voluminosa lesione espansiva in corrispondenza della testa del pancreas, a margini regolari e limiti netti (*freccia*).   **2** Scansione assiale post-contrasto, fase arteriosa tardiva: è evidente un moderato potenziamento della neoformazione della testa del pancreas, che determina una dislocazione anteriore dei vasi arteriosi, quali l'arteria mesenterica superiore.   **3** Scansione assiale post-contrasto, fase portale: in questa fase si dimostra un parziale wash-out della lesione e una migliore visualizzazione della vena porta, il cui tronco principale appare compresso e parzialmente infiltrato, come si presume dal contatto di almeno 180° tra la lesione e il vaso.   **4** Ricostruzione coronale post-contrasto, fase portale: le riformattazioni multiplanari permettono una migliore valutazione dei rapporti del tessuto neoformato con le strutture circostanti, in particolare vascolari. Nel caso specifico è meglio evidente l'infiltrazione della vena porta (*freccia*) in corrispondenza della confluenza con la vena mesenterica superiore

Protocollo di studio

Preparazione del paziente: digiuno da circa 6 ore prima dell'esame

Dose mdc: gI = ½ peso corporeo paziente

Concentrazione	Peso paziente		
	< 60 kg	< 80 kg	> 80 kg
(300 mgI/ml)	100 mL	130 mL	150 mL
(350 mgI/ml)	85 mL	115 mL	130 mL
(400 mgI/ml)	75 mL	100 mL	110 mL

Flusso di iniezione: 1,6-2,0 gI/s

	Concentrazione	Flusso
	300 mgI/ml	5,5 ml/s
	350 mgI/ml	4,5 ml/s
	400 mgI/ml	4,0 ml/s

Scansione pre-contrasto: utile, non indispensabile

Scansioni post-contrasto: 2 fasi, arteriosa tardiva e portale; per lo studio delle neoplasie pancreatiche di origine neuroendocrina è necessario ottenere una scansione in fase arteriosa tardiva, che rappresenta il miglior *timing* per l'individuazione delle lesioni ipervascolari

Ritardo nella scansione:
1. utilizzare tecniche di monitoraggio del bolo ("bolus tracking")
2. fase arteriosa tardiva: 18-23 s dopo la soglia (100 UH)
3. fase portale: 60-70 s dall'inizio dell'iniezione del mdc

Letture consigliate

Horton KM, Hruban RH, Yeo C, Fishman EK (2006) Multi-detector row CT of pancreatic islet cell tumors. RadioGraphics 26:453-464

Rappeport ED, Hansen CP, Kjaer A, Knigge U (2006) Multidetector computed tomography and neuroendocrine pancreaticoduodenal tumors. Acta Radiol 47:248-256

Rha SE, Jung SE, Lee KH et al (2007) CT and MR imaging findings of endocrine tumor of the pancreas according to WHO classification. Eur J Radiol 62:371-377. Epub 2007 Apr 11

Tamm EP, Kim EE, Ng CS (2007) Imaging of neuroendocrine tumors. Hematol Oncol Clin North Am Jun 21:409-432; vii

Surrene: adenoma

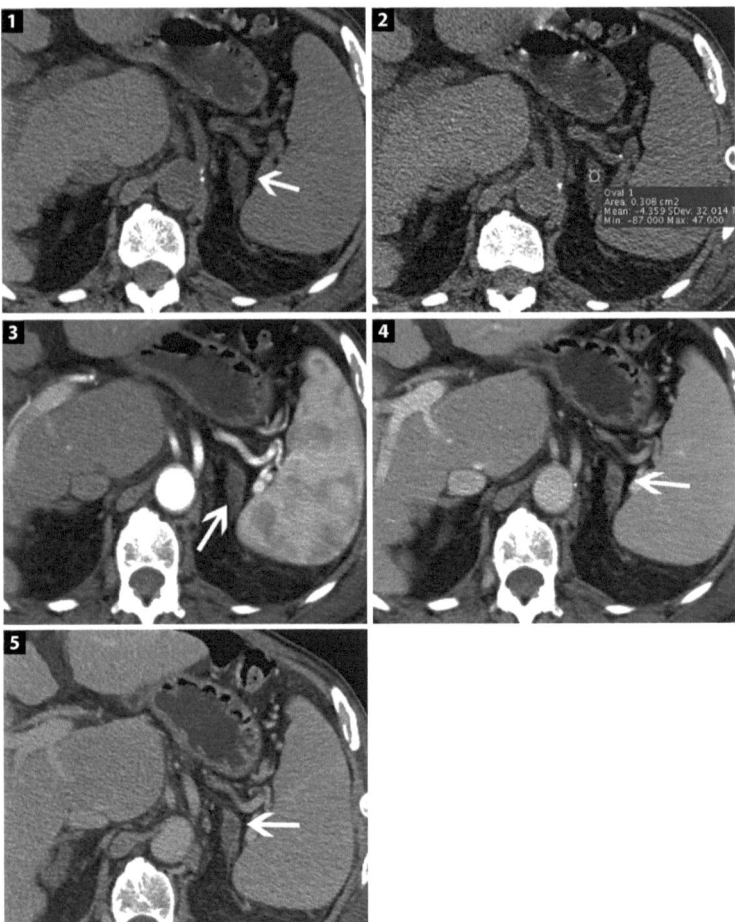

1 Lo studio pre-contrastografico mette in evidenza un piccolo nodulo solido del surrene di sinistra, ipodenso, a margini regolari e limiti netti (*freccia*). **2** La morfologia necessita di essere integrata con dati quantitativi, quali la misurazione della densità della lesione tramite il posizionamento di una regione di interesse. Il riscontro di una densità adiposa (valori negativi di UH) consente di caratterizzare la lesione come adenoma surrenalico. Il comportamento delle lesioni surrenaliche dopo somministrazione e.v. di mdc valutato qualitativamente non è patognomonico, né in fase arteriosa (**3**) né venosa (**4**). Nella fase tardiva a 10 min (**5**) le lesioni surrenaliche benigne tendono a mostrare un notevole wash-out rispetto alle fasi precedenti. Anche il wash-out tardivo dovrebbe essere valutato quantitativamente misurando la densità nella fase portale e nella fase tardiva e utilizzando la seguente formula: (1- UH fase tardiva/UH fase portale) ×100. Un wash-out tardivo >50% è suggestivo di lesione surrenalica benigna, così come valori assoluti <30 UH nella fase tardiva

Protocollo di studio

Preparazione del paziente: digiuno da almeno 6 ore prima dell'esame

Dose mdc: gI = ½ peso corporeo paziente

Concentrazione	Peso paziente		
	< 60 kg	< 80 kg	> 80 kg
(300 mgI/ml)	100 mL	130 mL	150 mL
(350 mgI/ml)	85 mL	115 mL	130 mL
(400 mgI/ml)	75 mL	100 mL	110 mL

Flusso di iniezione: 1,6-2,0 gI/s

Concentrazione	Flusso
300 mgI/ml	5,5 ml/s
350 mgI/ml	4,5 ml/s
400 mgI/ml	4,0 ml/s

Scansione pre-contrasto: indispensabile

Scansioni post-contrasto: 3 fasi, arteriosa tardiva, venosa e tardiva

Ritardo nella scansione:
1. utilizzare tecniche di monitoraggio del bolo ("bolus tracking")
2. fase arteriosa tardiva: 18-23 s dopo la soglia (100 UH)
3. fase portale: 60-70 s dall'inizio dell'iniezione del mdc
4. fase di tardiva: 10 min dall'inizio dell'iniezione del mdc utile nel caratterizzare le lesioni con densità >10 UH nella fase pre-contrasto

Letture consigliate

Bae KT, Fuangtharnthip P, Prasad SR et al (2003) Adrenal masses: CT characterization with histogram analysis method. Radiology 228:735-742

Korobkin M, Brodeur FJ, Yutzy GG et al (1996) Differentiation of adrenal adenomas from nonadenomas using CT attenuation values. AJR Am J Roentgenol 166:531-536

Yamada T, Ishibashi T, Saito H et al (2003) Adrenal adenomas: relationship between histologic lipid-rich cells and CT attenuation number. Eur J Radiol 48:198-202

Surrene: metastasi da cancro del polmone

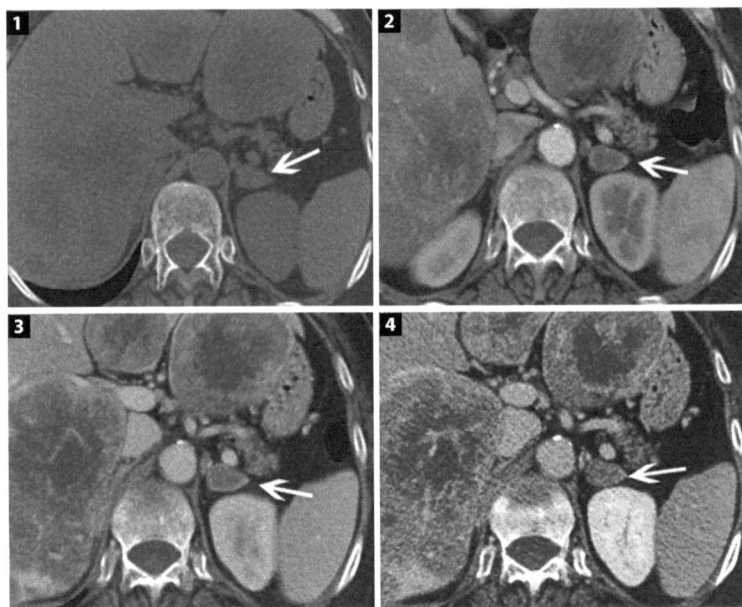

1 Lo studio pre-contrastografico mette in evidenza un incremento volumetrico del surrene di sinistra con morfologia pseudo-nodulare (*freccia*). Si apprezzano inoltre numerose e grossolane lesioni epatiche. La fase pre-contrastografica riveste un ruolo essenziale nella caratterizzazione delle lesioni surrenaliche. La semeiotica è basata, oltre che su citeri morfologici e dimensionali (lesioni superiori ai 4 cm sono più probabilmente maligne) anche su criteri quantitativi. È necessario misurare la densità della lesione surrenalica tramite il posizionamento di una regione di interesse. Le lesioni benigne (adenomi surrenalici) sono caratterizzate dalla presenza di tessuto adiposo intracellulare che ne determina una caratteristica bassa densità (valori negativi di UH). Lesioni surrenaliche con densità superiore alle 10 UH non possono essere interpretate come lesioni benigne e sono a rischio di essere di natura secondaria. Il comportamento delle lesioni surrenaliche dopo somministrazione e.v. di mdc valutato qualitativamente non è patognomonico (vedi le fasi arteriosa **2**, e portale **3**). Nella fase tardiva a 10 min (**4**) le lesioni surrenaliche maligne tendono a mostrare uno scarso wash-out rispetto alle fasi precedenti. Anche il wash-out tardivo dovrebbe essere valutato quantitativamente misurando la densità nella fase portale e nella fase tardiva ed utilizzando la seguente formula: (1- UH fase tardiva / UH fase portale) ×100. Un wash-out tardivo <50% è suggestivo di lesione surrenalica maligna, così come valori assoluti >30 UH nella fase tardiva

Protocollo di studio

Preparazione del paziente: digiuno da almeno 6 ore prima dell'esame

Dose mdc: gI = ½ peso corporeo paziente

Concentrazione	Peso paziente		
	< 60 kg	< 80 kg	> 80 kg
(300 mgI/ml)	100 mL	130 mL	150 mL
(350 mgI/ml)	85 mL	115 mL	130 mL
(400 mgI/ml)	75 mL	100 mL	110 mL

Flusso di iniezione: 1,6-2,0 gI/s

Concentrazione	Flusso
300 mgI/ml	5,5 ml/s
350 mgI/ml	4,5 ml/s
400 mgI/ml	4,0 ml/s

Scansione pre-contrasto: indispensabile

Scansioni post-contrasto: 3 fasi, arteriosa tardiva, portale ed equilibrio

Ritardo nella scansione:
1. utilizzare tecniche di monitoraggio del bolo ("bolus tracking")
2. fase arteriosa tardiva: 18-23 s dopo la soglia (100 UH)
3. fase portale: 60-70 s dall'inizio dell'iniezione del mdc
4. fase di tardiva: 10 min dall'inizio dell'iniezione del mdc utile nel caratterizzare le lesioni >10 UH nella fase precontrasto

Letture consigliate

Kebapci M, Kaya T, Gurbuz E et al (2003) Differentiation of adrenal adenomas (lipid rich and lipid poor) from nonadenomas by use of washout characteristics on delayed enhanced CT. Abdom Imaging 28:709-715

Mayo-Smith WW, Boland GW, Noto RB et al (2001) Sate of the art of adrenal imaging. RadioloGraphics4 :995-1012

Park BK, Kim B, Ko K et al (2006) Adrenal masses falsely diagnosed as adenomas on unenhanced and delayedcontrast-enhanced computed tomography: pathological correlation. Eur Radiol 16:642-647

Rene: carcinoma e angiomiolipoma

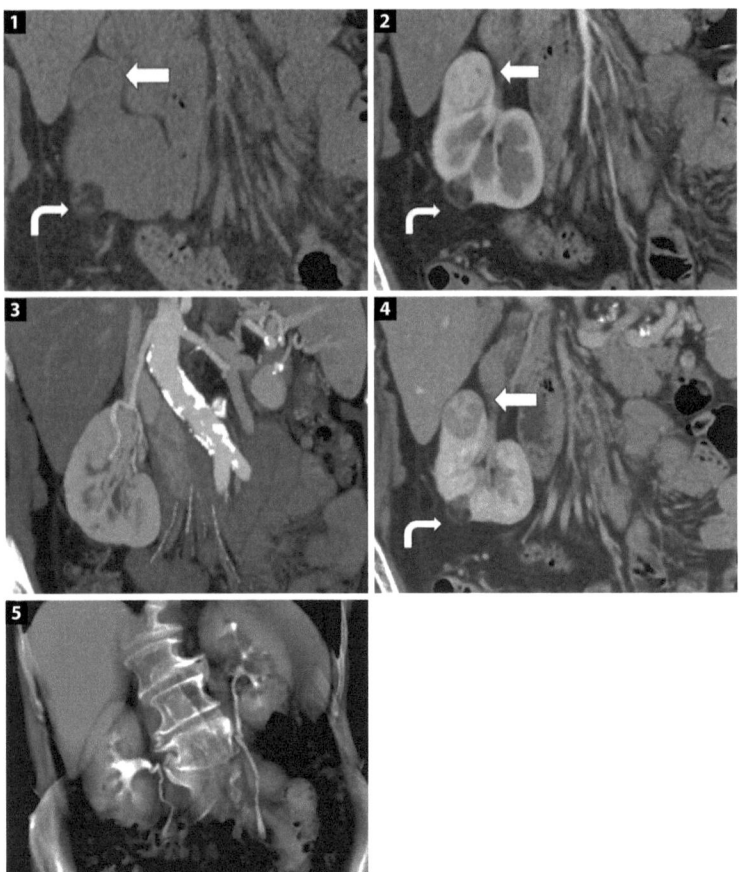

1 Riformattazione sul piano coronale di uno studio pre-contrasto: l'esame evidenzia un'alterazione del profilo capsulare superiore per la presenza di una lesione nodulare solida (*freccia*). Un'altra formazione, a sviluppo parzialmente esofitico, a densità prevalentemente adiposa è presente a livello del terzo medio-inferiore del rene di destra (*freccia curva*). **2** Riformattazione coronale della fase arteriosa tardiva: si evidenzia marcato potenziamento della lesione localizzata a livello del polo superiore del rene destro, compatibile con la natura eteroplasica primitiva (*freccia*). La lesione localizzata a livello del terzo medio-inferiore mostra solo un modesto potenziamento delle aree solide, non adipose (*freccia curva*), come si osserva negli angiomiolipomi. **3** Ricostruzione coronale MIP della fase arteriosa tardiva: la ricostruzione MIP permette una migliore valutazione dei rapporti del tessuto neoformato con le strutture vascolari e l'individuazione delle eventuali anomalie dei vasi renali. **4** Riformattazione coronale della fase portale. Si evidenzia un wash-out della lesione in sede polare superiore destra (*freccia*) che appare capsulata e non presenta infiltrazione del tessuto adiposo peri-renale. **5** Ricostruzione coronale MIP post-contrasto, fase urografica: in questa fase si può apprezzare una normalità delle strutture caliceali e un normale decorso e calibro degli ureteri

Protocollo di studio

Preparazione del paziente: digiuno da circa 6 ore prima dell'esame

Dose mdc: gI = ½ peso corporeo paziente

Concentrazione	Peso paziente		
	< 60 kg	< 80 kg	> 80 kg
(300 mgI/ml)	100 mL	130 mL	150 mL
(350 mgI/ml)	85 mL	115 mL	130 mL
(400 mgI/ml)	75 mL	100 mL	110 mL

Flusso di iniezione: 1,6-2,0 gI/s

Concentrazione	Flusso
300 mgI/ml	5,5 ml/s
350 mgI/ml	4,5 ml/s
400 mgI/ml	4,0 ml/s

Scansione pre-contrasto: indispensabile per la valutazione dell'eventuale presenza di tessuto adiposo

Scansioni post-contrasto: 3 fasi, arteriosa tardiva, venosa ed escretrice

Ritardo nella scansione:
1. utilizzare tecniche di monitoraggio del bolo ("bolus tracking")
2. fase arteriosa tardiva: 18-23 s dopo la soglia (100 UH)
3. fase venosa: 60-70 s dall'inizio dell'iniezione del mdc
4. fase di escrezione: a circa 5-7 min dall'inizio dell'iniezione del mdc

Letture consigliate

Sheir KZ, El-Azab M, Mosbah A et al (2005) Differentiation of renal cell carcinoma subtypes by multislice computerized tomography. J Urol 174:451-455; discussion 455

Zhang J, Lefkowitz RA, Ishill NM et al (2007) Solid renal cortical tumors: differentiation with CT. Radiology 244:494-504

Zhang J, Lefkowitz RA, Wang L et al (2007) Significance of peritumoral vascularity on CT in evaluation of renal cortical. tumor. J Comput Assist Tomogr 31:717-723

Vie urinarie: uro-TC

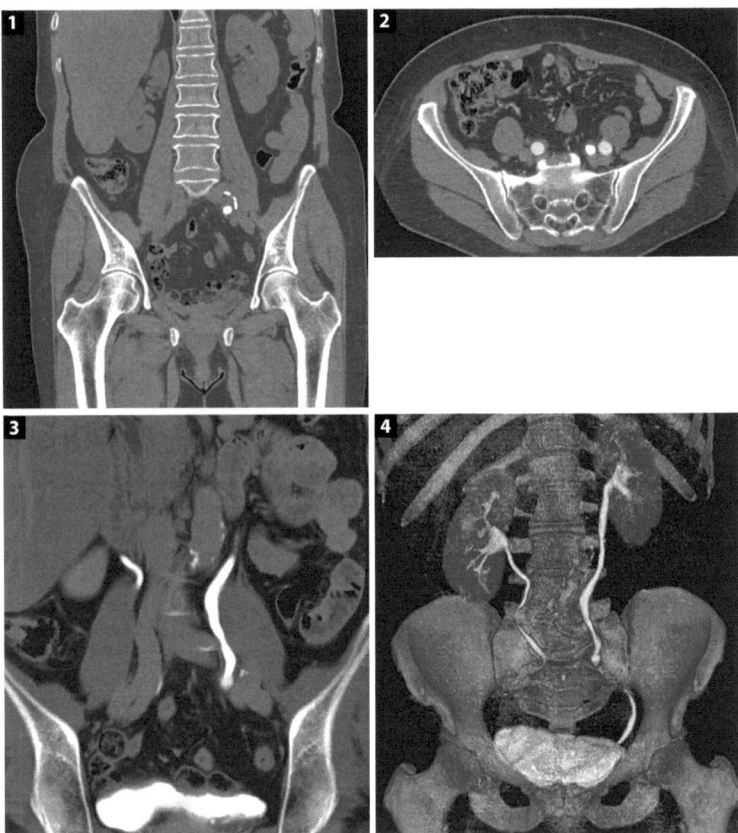

1 Scansione assiale pre-contrasto, riformattazione multiplanare sul piano coronale. È evidente una voluminosa formazione calcifica a livello del piccolo bacino; superiormente ad essa si riconosce una struttura tubulare con pareti parzialmente calcifiche.   **2** Scansione assiale post-contrasto, fase arteriosa: si evidenzia il potenziamento della struttura tubulare riferibile all'arteria iliaca comune di sinistra.   **3** Scansione assiale post-contrasto, fase urografica: la formazione calcifica è localizzata all'interno della via escretrice di sinistra con dilatazione a monte dell'uretere.
4 Scansione post-contrasto, ricostruzione tridimensionale con algoritmo volume rendering: è evidente la via escretrice lungo tutto il suo decorso con stenosi dovuta a formazione litiasica

Protocollo di studio

Preparazione del paziente: digiuno da almeno 6 ore. Idratazione orale con acqua al fine di incrementare la diuresi. In alternativa somministrazione e.v. di circa 500 ml di soluzione fisiologica o mediante l'iniezione e.v. di un diuretico (furosemide a bassa dose: 0,1 mg/kg fino al massimo di 10 mg)

Dose mdc: gI = ½ peso corporeo paziente

Concentrazione	Peso paziente		
	< 60 kg	< 80 kg	> 80 kg
(300 mgI/ml)	100 mL	130 mL	150 mL
(350 mgI/ml)	85 mL	115 mL	130 mL
(400 mgI/ml)	75 mL	100 mL	110 mL

Flusso di iniezione: 1,6-2,0 gI/s

Concentrazione	Flusso
300 mgI/ml	5,5 ml/s
350 mgI/ml	4,5 ml/s
400 mgI/ml	4,0 ml/s

Scansione pre-contrasto: indispensabile per la valutazione dell'eventuale presenza di calcoli radiopachi e per la caratterizzazione delle lesioni a densità adiposa

Scansioni post-contrasto: fase arteriosa per lo studio vascolare; fase venosa per la valutazione del parenchima; fase escretrice per lo studio delle vie escretrici e per la valutazione della patologia uroteliale

Ritardo nella scansione:
1. fase arteriosa tardiva a circa 18 s dal raggiungimento delle 100 UH all'interno dell'aorta addominale
2. fase venosa a circa 70 s dall'iniezione del mezzo di contrasto
3. fase escretrice a circa 7 min dall'iniezione del mdc

Letture consigliate

Memarsadeghi M, Schaefer-Prokop C, Prokop M et al (2007) Unenhanced MDCT in patients with suspected urinary stone disease: do coronal reformations improve diagnostic performance? AJR Am J Roentgenol 189:W60-W64

Paulson EK, Weaver C, Ho LM et al (2008) Conventional and reduced radiation dose of 16-MDCT for detection of nephrolithiasis and ureterolithiasis. AJR Am J Roentgenol 190:151-157

Poletti PA, Platon A, Rutschmann OT et al (2007) Low-dose versus standard-dose CT protocol in patients with clinically suspected renal colic. AJR Am J Roentgenol 188:927-933

Vie urinarie: protocollo TC a bassa dose per urolitiasi

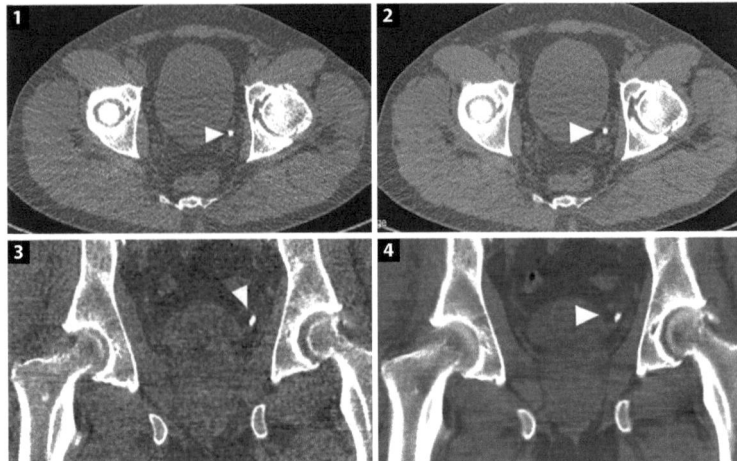

1,2 Scansione in condizioni basali. Lo studio acquisito con protocollo a bassa dose permette di evidenziare una formazione calcifica a livello del terzo distale dell'uretere di sinistra (*punta di freccia*). Le immagini ottenute a 0,6 mm (**1**) appaiono molto rumorose; la riformattazione con spessore di 3 mm (**2**) permette di ridurre notevolmente il rumore. **3,4** Scansione in condizioni basali, riformattazione coronale: le immagini a strato sottile di 0,9 mm (**3**) appaiono molto rumorose e non permettono la corretta localizzazione della formazione litiasica (*punta di freccia*); ricostruendo le immagini a 5 mm (**4**) si ottiene una notevole riduzione del rumore e una precisa localizzazione della formazione litiasica

Protocollo di studio

Preparazione del paziente: nessuna

Scansione pre-contrasto: nel sospetto clinico di urolitiasi è sufficiente eseguire una scansione in condizioni basali utilizzando un protocollo a bassa dose (mAs, 50; kVp, 100)

Letture consigliate

Kalra MK, Maher MM, D'Souza RV et al (2005) Detection of urinary tract stones at low-radiation-dose CT with z-axis automatic tube current modulation: phantom and clinical studies. Radiology 235:523-529. Epub 2005 Mar 15

Kim BS, Hwang IK, Choi YW et al (2005) Low-dose and standard-dose unenhanced helical computed tomography for the assessment of acute renal colic: prospective comparative study. Acta Radiol 46:756-763

Poletti PA, Platon A, Rutschmann OT et al (2007) Low-dose versus standard-dose CT protocol in patients with clinically suspected renal colic. AJR Am J Roentgenol 188:927-933

Stomaco: adenocarcinoma del corpo

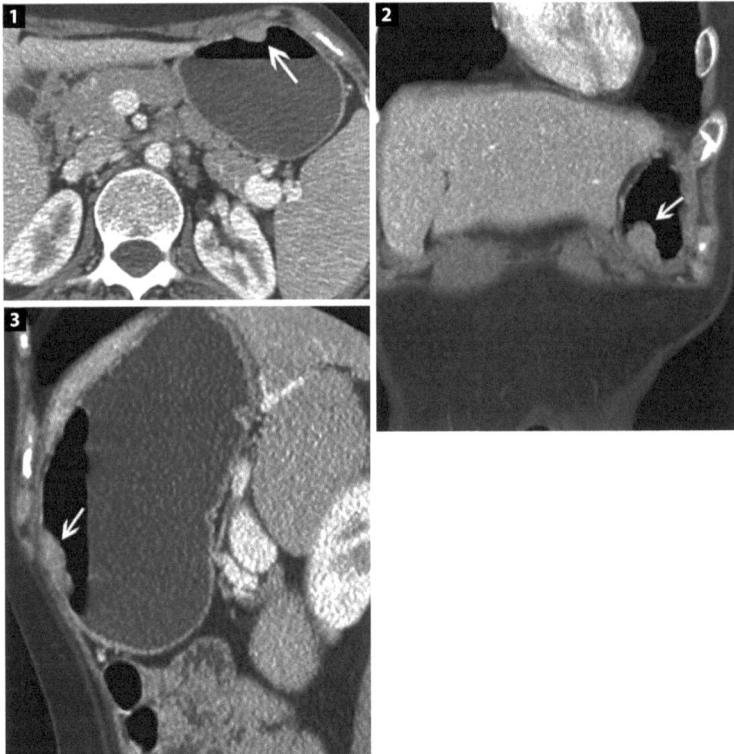

1 Studio in fase portale, previa distensione dello stomaco con acqua. In uno stomaco disteso in maniera ottimale si riesce a individuare facilmente una piccola neoformazione vegetante della parete anteriore del corpo (*freccia*). Le ricostruzioni multiplanari sui piani coronale (**2**) e sagittale (**3**) permettono una migliore valutazione dell'estensione della lesione (*freccia*). Il tessuto adiposo periviscerale appare normale, permettendo di escludere fenomeni infiltrativi. La possibilità di valutare le riformattazioni coronali e sagittali è utile anche nella identificazione di eventuali linfoadenopatie

Protocollo di studio

Preparazione del paziente: digiuno da almeno 6 ore prima dell'esame
La distensione gastrica è necessaria per una corretta valutazione della parete viscerale. La distensione può essere effettuata tramite la somministrazione per os di 600 ml di acqua immediatamente prima dello studio TC, oppure con gas utilizzando una polvere effervescente (6 g) disciolta in 10 mL di acqua. Per ridurre la peristalsi e migliorare la distensione si somministra un agente spasmolitico per via i.m. o e.v. (Buscopan, 20 mg i.m. o e.v.; Glucagone, 0,2-0,5 mg per via e.v. con effetto entro 1 minuto e che si protrae per 5-20 min; 1-2 mg per via i.m. con effetto dopo 5-15 min che si protrae per circa 10-40 min)

Dose mdc: gI = ½ peso corporeo paziente

Concentrazione	Peso paziente		
	< 60 kg	< 80 kg	> 80 kg
(300 mgI/ml)	100 mL	130 mL	150 mL
(350 mgI/ml)	85 mL	115 mL	130 mL
(400 mgI/ml)	75 mL	100 mL	110 mL

Flusso di iniezione: 1,6-2,0 gI/s

Concentrazione	Flusso
300 mgI/ml	5,5 ml/s
350 mgI/ml	4,5 ml/s
400 mgI/ml	4,0 ml/s

Scansione pre-contrasto: utile, soprattutto per valutare se la distensione gastrica è ottimale

Scansioni post-contrasto: fase portale; fase all'equilibrio, solo se necessaria per lo studio del fegato

Ritardo nella scansione:
1. fase portale: 60-70 s dall'inizio dell'iniezione del mdc
2. fase di equilibrio: 180 s dall'inizio dell'iniezione del mdc

Letture consigliate

Chen CY, Hsu JS, Wu DC et al (2007) Gastric cancer: preoperative local staging with 3D multi-detector row CT – correlation with surgical and histopathologic results. Radiology 242:472-482

Kim AY, Kim HJ, Ha HK (2005) Gastric cancer by multidetector row CT: preoperative staging. Abdom Imaging 30:465-472

Lee SM, Kim SH, Lee JM et al (2008) Usefulness of CT volumetry for primary gastric lesions in predicting pathologic response to neo adjuvant chemotherapy in advanced gastric cancer. Abdom Imaging Jun 11 (Epub ahead of print)

Piccolo intestino: morbo di Crohn dell'ileo terminale

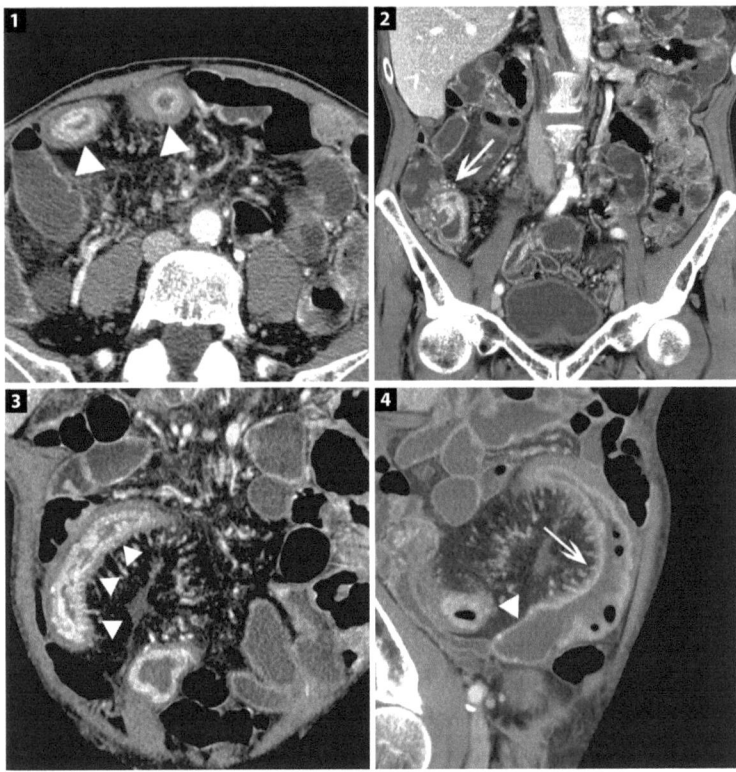

1 Enterografia-TC: studio in fase enterografica; lo studio mostra un diffuso ispessimento parietale concentrico che coinvolge alcune anse dell'ileo terminale (*punte di freccia*). Inoltre, il potenziamento parietale ha un aspetto pseudo-stratificato con iperdensità degli strati parietali interni e relativa ipodensità degli strati esterni. Questo aspetto è tipico della recrudescenza dell'attività di malattia infiammatoria.   **2** La riformattazione multiplanare sul piano coronale mostra il coinvolgimento dell'ileo terminale sino alla valvola ileo-cecali (*freccia*).   **3** L'ispessimento parietale determina una marcata ed estesa riduzione del lume viscerale ove è possibile apprezzare la presenza di alcune ulcere e pseudo polipi che conferiscono il tipico aspetto ad "acciottolato" (*punte di freccia*).   **4** La riformattazione multiplanare sul piano sagittale mette in evidenza la di zona di transizione tra l'ansa malata a valle (*freccia*) e l'ansa sana (*punta di freccia*) a monte, che presenta una modesta sovradistensione

Protocollo di studio

Preparazione del paziente: utile il digiuno da circa 6 ore prima dello studio
La distensione intestinale è indispensabile per la valutazione dell'intestino tenue.
Qualora l'indicazione clinica sia lo studio modificazioni parietali infiammatorie l'utilizzo di mdc orali neutri (non iperdensi con densità simile a quella dell'acqua) è consigliabile.
Gli approcci possibili sono la somministrazione orale di 1500 ml di PEG4000 20 minuti prima dello studio TC o soluzioni a base di sorbitolo (circa 900 ml) nei trenta minuti precedenti lo studio

Dose mdc: gI = ½ peso corporeo paziente

Concentrazione	Peso paziente		
	< 60 kg	< 80 kg	> 80 kg
(300 mgI/ml)	100 mL	130 mL	150 mL
(350 mgI/ml)	85 mL	115 mL	130 mL
(400 mgI/ml)	75 mL	100 mL	110 mL

Flusso di iniezione: 1,6-2,0 gI/s

Concentrazione	Flusso
300 mgI/ml	5,5 ml/s
350 mgI/ml	4,5 ml/s
400 mgI/ml	4,0 ml/s

Scansione pre-contrasto: utile, non indispensabile

Scansioni post-contrasto: fase arteriosa è utile nella valutazione dei vasi splacnici; fase "enterica" permette di valutare adeguatamente il potenziamento parietale di tipo flogisitico
Ritardo nella scansione:
1. utilizzare tecniche di monitoraggio del bolo ("bolus tracking")
2. fase arteriosa: 10 s dopo la soglia (100 UH)
3. fase enterica: circa 75 s dall'inizio dell'iniezione del mdc

Letture consigliate

Hara AK, Alam S, Heigh RI et al (2008) Using CT enterography to monitor Crohn's disease activity: a preliminary study. AJR Am J Roentgenol 190:1512-1516

Hara AK, Leighton JA, Heigh RI et al (2006) Crohn disease of the small bowel: preliminary comparison among CT enterography, capsule endoscopy, small-bowel follow-through, and ileoscopy. Radiology 238:128-134

Bodily KD, Fletcher JG, Solem CA et al (2006) Crohn disease: mural attenuation and thickness at contrast-enhanced CT enterography-correlation with endoscopic and histologic findings of inflammation. Radiology 238:505-516

Piccolo intestino: *Gastro Intestinal Stromal Tumor* (GIST)

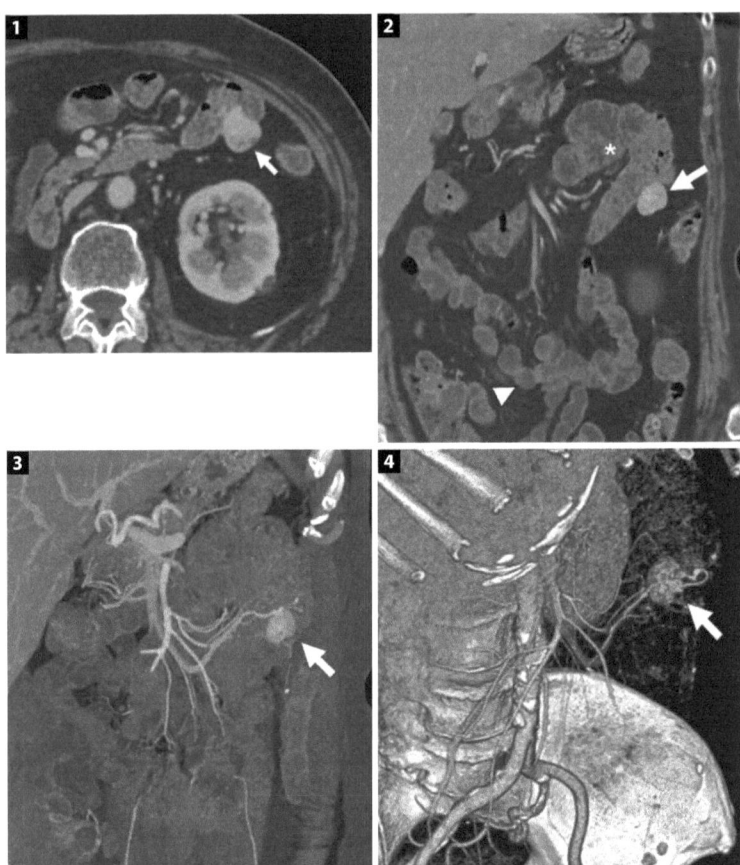

1 Enterografia-TC, studio in fase arteriosa. Il mdc neutro distende il lume delle anse digiunali e ileali e la parete intestinale normale mostra una modesto potenziamento; in tale contesto si riconosce chiaramente una lesione espansiva solida con morfologia nodulare (*freccia*) a sviluppo esofitico, adiacente a un gruppo di anse digiunali.   **2** La ricostruzione sul piano coronale mostra in maniera maggiormente panoramica il piccolo intestino; si noti anche l'aspetto normale del disegno mucoso digiunale (presenza di pliche mucose) (*asterisco*) e dell'ileo (aspetto liscio in assenza di pliche) (*punta di freccia*) e la normalità dello spessore parietale (<3 mm). La riformattazione coronale mostra in maniera più dettagliata i rapporti anatomici tra il gettone solido (*freccia*) e la parete intestinale, con il nodulo solido che è aderente alla parete intestinale, ma si sviluppa prevalentemente in sede extra-parietale. Non sono evidenziabili segni di occlusione intestinale. Le ricostruzioni MIP (**3**) e VR (**4**) possono essere utili nel dimostrare l'intensa vascolarizzazione del nodulo e le afferenze vascolari nutritizie. Infatti, sia nel VR sia nel MIP, sono evidenziabili rami delle arterie digiunali dilatate, uno dei quali raggiunge chiaramente il nodulo. In questo caso i segni maggiormente utili per le valutazioni diagnostiche sono rappresentati dalla evidenza di un nodulo solido extramucoso ipervascolarizzato del digiuno

Protocollo di studio

Preparazione del paziente: digiuno da almeno 6 ore prima dell'esame
La distensione intestinale è indispensabile per la valutazione dell'intestino tenue. Qualora l'indicazione clinica sia lo studio di lesioni parietali o extraparietali ipervascolarizzate è consigliabile l'utilizzo di mdc orali neutri (non iperdensi con densità simile a quella dell'acqua). Approcci possibili: somministrazione orale di 1500 ml di PEG4000 20 min prima dello studio TC o soluzioni a base di sorbitolo (circa 900 ml) nei 30 min precedenti lo studio

Dose mdc e.v.: gI = ½ peso corporeo paziente

Concentrazione	Peso paziente		
	< 60 kg	< 80 kg	> 80 kg
(300 mgI/ml)	100 mL	130 mL	150 mL
(350 mgI/ml)	85 mL	115 mL	130 mL
(400 mgI/ml)	75 mL	100 mL	110 mL

Flusso di iniezione: 1,6-2,0 gI/s

Concentrazione	Flusso
300 mgI/ml	5,5 ml/s
350 mgI/ml	4,5 ml/s
400 mgI/ml	4,0 ml/s

Scansione pre-contrasto: utile, non indispensabile

Scansioni post-contrasto: 2 fasi, arteriosa tardiva ed enterica
La fase arteriosa è utile nella valutazione della ipervascolarizzazione precoce del tessuto patologico tipico dei GIST e per lo studio dei vasi arteriosi splancnici. La fase "enterica" consente di valutare al meglio il potenziamento della parete intestinale

Ritardo nella scansione:
1. utilizzare tecniche di monitoraggio del bolo ("bolus tracking")
2. fase arteriosa tardiva: 18-23 s dopo la soglia (100 UH)
3. fase enterica: circa 75 s dall'inizio dell'iniezione del mdc

Letture consigliate

Da Ronch T, Modesto A, Bazzocchi M et al (2006) Gastrointestinal stromal tumour: spiral computed tomography features and pathologic correlation. Radiol Med 111:661-673

De Leo C, Memeo M, Spinelli F, Angeletti G (2006) Gastrointestinal stromal tumours: experience with multislice CT. Radiol Med 111:1103-1114

Rimondini A, Belgrano M, Favretto G et al (2007) Contribution of CT to treatment planning in patients with GIST. Radiol Med 112:691-702

Colon: diverticolite

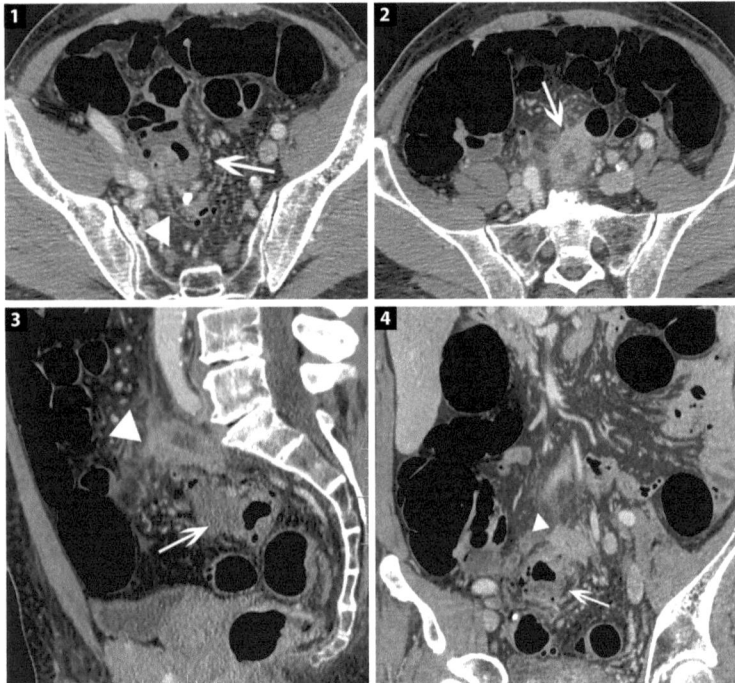

1 Scansione post-contrasto in fase venosa: la scansione dimostra la presenza di riduzione di calibro a livello del sigma (*freccia*) per malattia diverticolare associata a severo ispessimento di tipo infiammatorio cronico della mucosa. La flogosi appare coinvolgere anche il tessuto adiposo periviscerale (*punta di freccia*). **2** Scansione post-contrasto in fase venosa: associato all'ispessimento parietale diffuso, su base flogistica, della parete del colon sigma si associa una formazione ascessuale (*freccia*) dovuta alla perforazione di alcuni diverticoli. **3, 4** Scansione post-contrasto in fase venosa. Riformattazioni multiplanari sagittale e coronale: le riformattazione multiplanari permettono di valutare in maniera più accurata l'estensione della patologia e i rapporti con la formazione ascessuale

Protocollo di studio

Preparazione del paziente: utile il digiuno da 6 ore prima dello studio

Dose mdc: gI = ½ peso corporeo paziente

Concentrazione	Peso paziente		
	< 60 kg	< 80 kg	> 80 kg
(300 mgI/ml)	100 mL	130 mL	150 mL
(350 mgI/ml)	85 mL	115 mL	130 mL
(400 mgI/ml)	75 mL	100 mL	110 mL

Flusso di iniezione: 1,6-2,0 gI/s

Concentrazione	Flusso
300 mgI/ml	5,5 ml/s
350 mgI/ml	4,5 ml/s
400 mgI/ml	4,0 ml/s

Scansione pre-contrasto: non necessaria

Scansioni post-contrasto: singola fase portale

Ritardo nella scansione:
fase portale: 60-70 s dall'inizio dell'iniezione del mdc

Letture consigliate

Ambrosetti P (2008) Acute diverticulitis of the left volon: value of the initial CT and timing of elective colectomy. J Gastrointest Surg Apr 29 [Epub ahead of print] PMID: 18443885

Hjern F, Jonas E, Holmström B et al (2007) CT colonography versus colonoscopy in the follow-up of patients after diverticulitis – a prospective, comparative study. Clin Radiol 62:645-650

Lawrimore T, Rhea JT (2004) Computed tomography evaluation of diverticulitis. J Intensive Care Med 19:194-204

Colon: adenocarcinoma del sigma

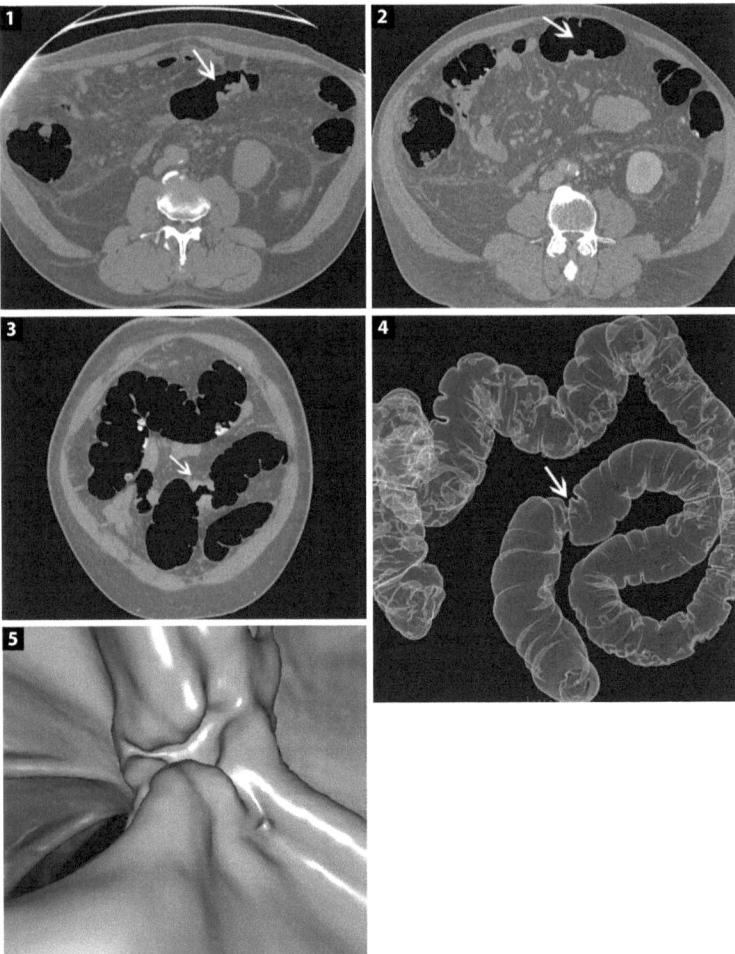

1 Scansione pre-contrasto con paziente in posizione prona: la scansione dimostra la presenza di una lesione stenosante il lume colico (*freccia*) localizzata a livello del sigma. **2** Scansione post-contrasto in posizione supina: la lesione è ben riconoscibile (*freccia*) e mostra potenziamento dopo somministrazione di mdc. **3** Scansione post-contrasto con paziente in posizione supina e riformattazione sul piano coronale che dimostra l'aspetto stenosante della neoformazione colica (*freccia*). **4** Ricostruzione con algoritmo TTP (*Tissue Transition Projection*), che simula un clisma a doppio contrasto, e che è estremamente utile nel dimostrare la localizzazione della lesione. In questo caso si noti la morfologia "a torsolo di mela" tipica delle stenosi neoplastiche maligne del colon. **5** Ricostruzione tridimensionale endoluminale ottenuta con algoritmo di rendering volumetrico che dimostra la marcata distorsione della normale morfologia delle haustre coliche

Protocollo di studio

Preparazione del paziente: dieta a basso residuo di scorie nei tre giorni antecedenti l'esame. Dieta liquida la sera prima dell'esame; digiuno il giorno dell'esame. La pulizia intestinale e la marcatura delle feci è ottenuta con l'assunzione da parte del paziente di due bustine di macrogol (Polietilenglicole) 3350 nei due giorni precedenti l'esame, e di 60 ml di un mdc iodato idrosolubile la mattina stessa almeno 2 ore prima dello studio TC

Dose mdc: gI = ½ peso corporeo paziente

Concentrazione	Peso paziente		
	< 60 kg	< 80 kg	> 80 kg
(300 mgI/ml)	100 mL	130 mL	150 mL
(350 mgI/ml)	85 mL	115 mL	130 mL
(400 mgI/ml)	75 mL	100 mL	110 mL

Flusso di iniezione: 1,6-2,0 gI/s

	Concentrazione	Flusso
	300 mgI/ml	5,5 ml/s
	350 mgI/ml	4,5 ml/s
	400 mgI/ml	4,0 ml/s

Scansione pre-contrasto: con paziente in posizione prona; bassi valori di mAs (30-70)

Scansioni post-contrasto: con paziente in posizione supina, una sola fase portale

Ritardo nella scansione:
1. fase portale: 60-70 s dall'inizio dell'iniezione del mdc

Letture consigliate

Kim DH, Pickhardt PJ, Hoff G, Kay CL (2007) Computed tomographic colonography for colorectal screening. Endoscopy 39:545-549

Mang T, Graser A, Schima W, Maier A (2007) CT colonography: techniques, indications, findings. Eur J Radiol 61:388-399

Taylor SA, Laghi A, Lefere P et al (2007) European Society of Gastrointestinal and Abdominal Radiology (ESGAR): consensus statement on CT colonography. Eur Radiol 17:575-579

Colon: polipo peduncolato del colon ascendente

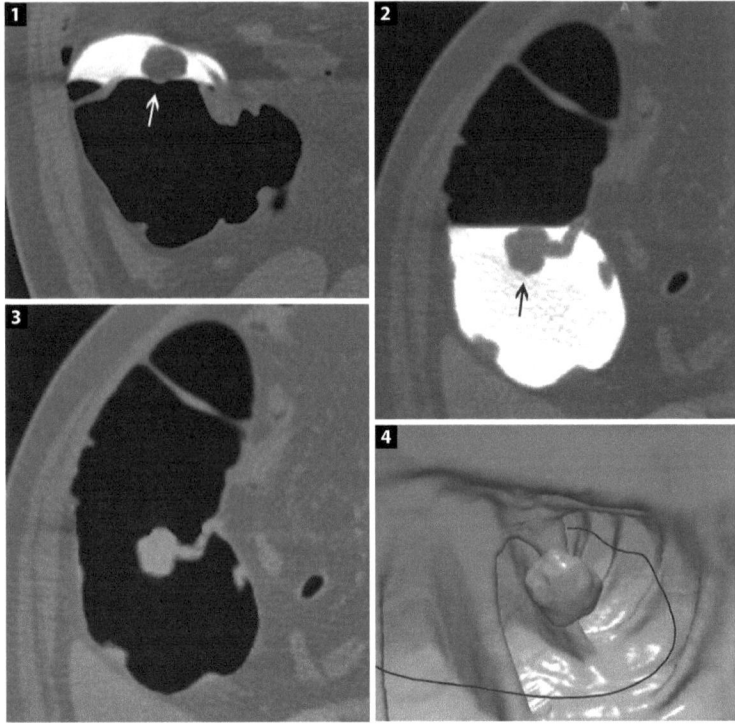

1 Scansione con paziente in posizione prona: la scansione dimostra la presenza di un polipo peduncolato del colon ascendente (*freccia*), ricoperto dai residui fluidi ben marcati dal mdc iodato assunto dal paziente per via orale.   **2** Scansione con paziente in posizione supina. Il voluminoso polipo peduncolato (*freccia*) è ancora completamente ricoperto dai residui fluidi, ed è visibile solo grazie alla marcatura dei residui stessi da parte del mezzo di contrasto orale.
3 Riformattazione multiplanare sul piano coronale, ottenuta dopo pulizia elettronica: l'applicazione della rimozione elettronica dei residui marcati, che consente di ripulire il colon in modo virtuale, sottraendo elettronicamente i residui marcati, dimostra la lesione polipoide con il peduncolo.   **4** Ricostruzione endoluminale con algoritmo di rendering volumetrico dopo pulizia elettronica: la lesione polipoide appare ben visualizzabile all'interno del lume colico

Protocollo di studio

Preparazione del paziente: dieta a basso residuo di scorie nei tre giorni antecedenti l'esame. Dieta liquida la sera prima dell'esame; digiuno il giorno dell'esame. La pulizia intestinale e la marcatura delle feci è ottenuta con l'assunzione da parte del paziente di due bustine di macrogol (Polietilenglicole) 3350 nei due giorni precedenti l'esame, e di 60 ml di un mdc iodato idrosolubile la mattina stessa almeno 2 ore prima dello studio TC

Dose mdc: non è necessario l'utilizzo

Scansione prona: bassi valori di mAs (30-70)

Scansione supina: bassi valori di mAs (30-70)

Letture consigliate

Kim DH, Pickhardt PJ, Hoff G, Kay CL (2007) Computed tomographic colonography for colorectal screening. Endoscopy 39:545-549

Mang T, Graser A, Schima W, Maier A (2007) CT colonography: techniques, indications, findings. Eur J Radiol 61:388-399

Taylor SA, Laghi A, Lefere P et al (2007) European Society of Gastrointestinal and Abdominal Radiology (ESGAR): consensus statement on CT colonography. Eur Radiol 17:575-579

Retto: carcinoma

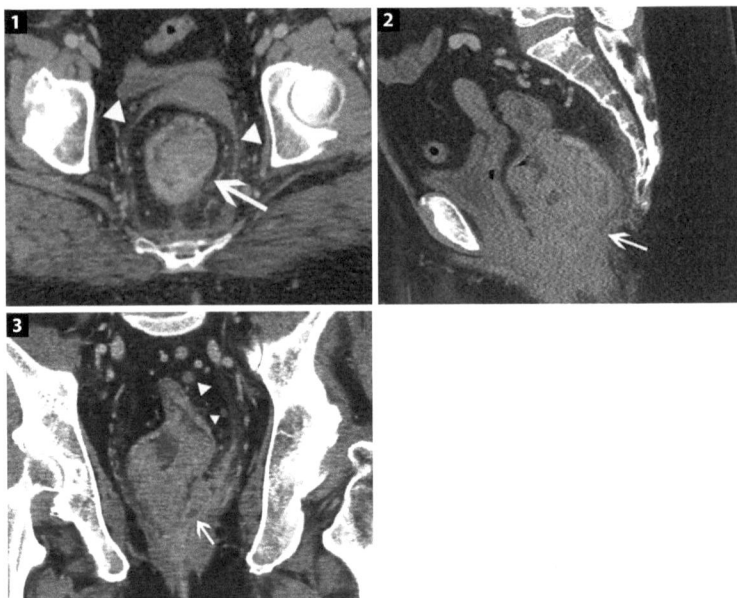

1 Nello studio in fase portale, il tessuto neoplastico è evidenziabile come un marcato ispessimento parietale dell'ampolla rettale, che mostra discreto potenziamento post-contrastografico (*freccia*). Non è possibile distinguere la stratificazione di parete, ma è altresì chiaro che non si apprezza tessuto patologico nel tessuto adiposo mesorettale. La fascia mesorettale si evidenzia facilmente come una struttura sottile ed iperdensa (*punte di freccia*). La ricostruzione multiplanare sagittale (**2**) documenta bene la sede, l'estensione longitudinale della neoplasia e la distanza dal margine anale e dalle strutture sfinteriali. In questo caso la lesione è localizzata a livello del retto basso, infiltrando le strutture sfinteriali (*freccia*). Nella riformattazione sul piano coronale (**3**) si apprezza anche un linfonodo rotondeggiante nel mesoretto (*punte di freccia*) ed una raccolta fluida di tipo ascessuale sovra-elevatoria peri-tumorale (*freccia*)

Protocollo di studio

Preparazione del paziente: digiuno da almeno 6 ore prima dell'esame
Può essere utile effettuare un clistere di pulizia del retto la mattina dell'esame. Una modica distensione del retto tramite insufflazione di aria o acqua attraverso un catetere o sonda rettale è utilizzata da alcuni Autori, mentre una eccessiva distensione dell'ampolla rettale comprime il mesoretto ed è assolutamente da sconsigliare

Dose mdc: gI = ½ peso corporeo paziente

Concentrazione	Peso paziente		
	< 60 kg	< 80 kg	> 80 kg
(300 mgI/ml)	100 mL	130 mL	150 mL
(350 mgI/ml)	85 mL	115 mL	130 mL
(400 mgI/ml)	75 mL	100 mL	110 mL

Flusso di iniezione: 1,6-2,0 gI/s

	Concentrazione	Flusso
	300 mgI/ml	5,5 ml/s
	350 mgI/ml	4,5 ml/s
	400 mgI/ml	4,0 ml/s

Scansione pre-contrasto: da eseguire sull'addome superiore

Scansioni post-contrasto: fase venosa; fase all'equilibrio solo se necessaria per lo studio del fegato

Ritardo nella scansione:
1. fase portale: 60-70 s dall'inizio dell'iniezione del mdc
2. fase di equilibrio: 180 s dall'inizio dell'iniezione del mdc

Letture consigliate

Kanamoto T, Matsuki M, Okuda J et al (2007) Preoperative evaluation of local invasion and metastatic lymph nodes of colorectal cancer and mesenteric vascular variations using multidetector-row computed tomography before laparoscopic surgery. J Comput Assist Tomogr 31:831-839

Sinha R, Verma R, Rajesh A, Richards CJ (2006) Diagnostic value of multidetector row CT in rectal cancer staging: comparison of multiplanar and axial images with histopathology. Clin Radiol 61:924-931

Vliegen R, Dresen R, Beets G et al (2008) The accuracy of multi-detector row CT for the assessment of tumor invasion of the mesorectal fascia in primary rectal cancer. Abdom Imaging 33(5):604-610

Retto: studio di perfusione TC

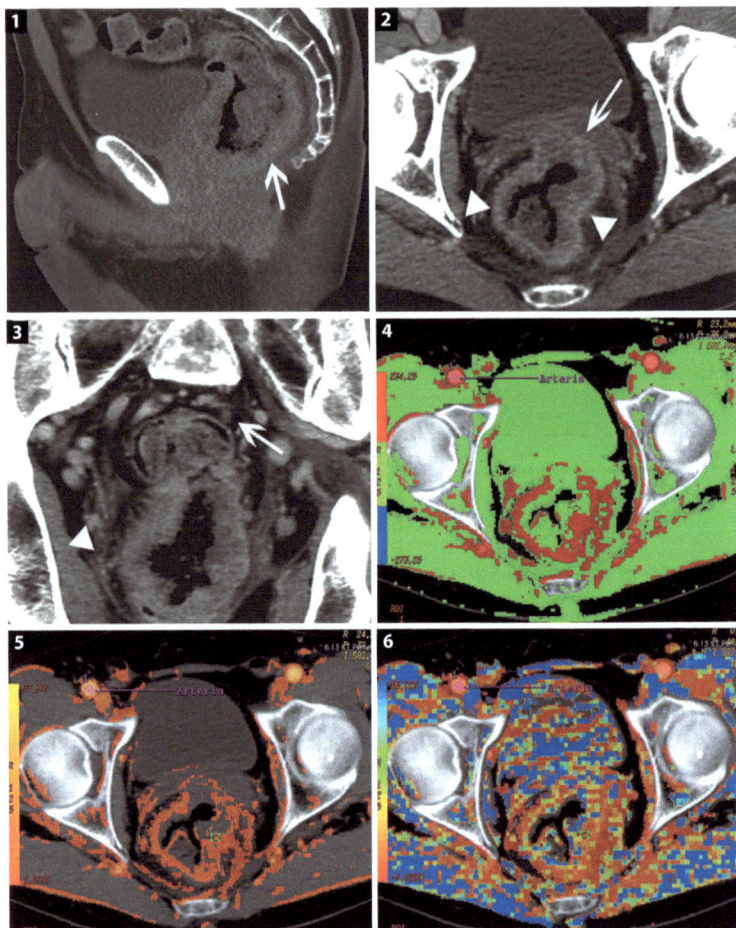

1 Scansione pre-contrasto, riformattazione multiplanare sul piano sagittale. Si noti il marcato ispessimento parietale del retto (*freccia*), dovuto alla presenza di una voluminosa lesione parietale di natura neoplastica. La scansione sagittale consente di evidenziare l'esatta estensione longitudinale della neoplasia, necessaria per il posizionamento del volume da studiare in perfusione. **2** Scansione assiale post-contrasto, in fase venosa: si evidenzia il potenziamento della lesione che interessa circonferenzialmente il retto (*punte di freccia*), con il solo risparmio della parete postero-laterale destra. Si noti l'infiltrazione neoplastica del mesoretto (*freccia*). **3** Ricostruzione multi planare sul piano coronale, scansione post-contrasto in fase venosa: la ricostruzione consente di dimostrare la neoplasia in tutta la sua estensione longitudinale così come le strie di infiltrazione tumorale nel mesoretto (*punta di freccia*). Sono altresì evidenti linfoadenopatie loco-regionali (*freccia*). **4** Analisi di perfusione, mappa colorimetrica: flusso ematico. La mappa del flusso ematico ottenuta con software dedicato dimostra un incremento del flusso (*aree in rosso*) come atteso in una lesione neoplastica. ▶

Protocollo di studio

Dose mdc: bolo di 50 mL; preferibile un mdc ad alta concentrazione (>350mgI/mL)

Flusso di iniezione: 1,6-2,0 gI/s

Concentrazione	Flusso
300 mgI/ml	5,5 ml/s
350 mgI/ml	4,5 ml/s
400 mgI/ml	4,0 ml/s

Scansione pre-contrasto: indispensabile per localizzare esattamente la lesione e pianificare il successivo posizionamento del volume da studiare

Scansioni post-contrasto: acquisizione seriata a tavolo fermo di un volume di 40 mm; 1 volume/1 x 40 s

Ritardo nella scansione: primo volume acquisito 10 s dall'inizio della somministrazione del mdc

Letture consigliate

Bellomi M, Petralia G, Sonzogni A et al (2007) CT perfusion for the monitoring of neoadjuvant chemotherapy and radiation therapy in rectal carcinoma: initial experience. Radiology 244:486-493

Goh V, Padhani AR, Rasheed S (2007) Functional imaging of colorectal cancer angiogenesis. Lancet Oncol 8:245-255

Sahani DV, Kalva SP, Hamberg LM et al (2005) Assessing tumor perfusion and treatment response in rectal cancer with multisection CT: initial observations. Radiology 234:785-792

5 Analisi di perfusione, mappa colorimetrica: volume ematico. La mappa del flusso ematico dimostra un incremento del volume ematico (*aree in arancione*) nella neoplasia rispetto ai tessuti circostanti. **6** Analisi di perfusione, mappa colorimetrica: tempo di transito medio. La mappa del tempo di transito medio dimostra una riduzione dei valori nella neoplasia (*aree in rosso*); tale reperto è dovuto alla presenza di multipli shunt artero-venosi nel tessuto patologico, rispetto ai tessuti normali

Peritoneo: carcinosi da neoplasia ovarica maligna

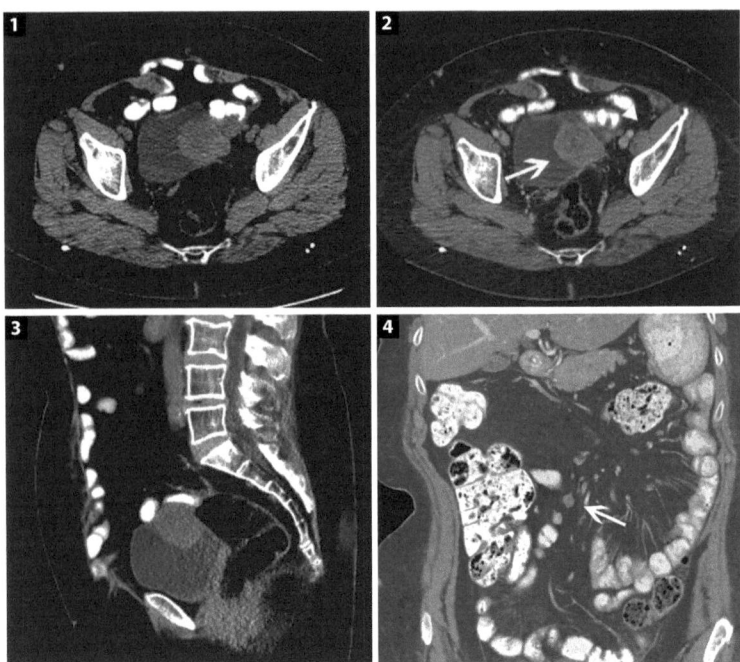

1 Scansione assiale pre-contrasto: presenza di un tessuto solido di circa 40 mm adeso alla cupola vescicale, sulla quale determina una marcata compressione. **2** Scansione assiale post contrasto, fase portale: il tessuto presenta un discreto potenziamento, seppur disomogeneo. Si noti anche la fissità della lesione sul peritoneo viscerale (*freccia*) e l'infiltrazione della sierosa di un ansa ileale (*punta di freccia*), ben distesa dal mdc positivo. **3** Ricostruzione MPR sagittale della scansione post contrato in fase portale: tale ricostruzione dimostra la compressione ab-estrinseco del tessuto sulla cupola vescicale e i rapporti superiormente con un ansa ileale. **4** Ricostruzione MPR coronale nella quale si evidenzia un piccolo nodulo mesenteriale (*freccia*), ben evidente in virtù della opacizzazione delle anse intestinali mediante un mezzo di contrasto orale positivo

Protocollo di studio

Preparazione del paziente: digiuno da circa 6 ore prima dell'esame.

Somministrazione di un mdc iodato positivo per os (1000 mL, diluiti 1:3 in acqua) per l'opacizzazione delle anse intestinali, utile nell'identificazione e differenziazione dei piccoli noduli di carcinosi peritoneale

Dose mdc: gI = ½ peso corporeo paziente

Concentrazione	Peso paziente		
	< 60 kg	< 80 kg	> 80 kg
(300 mgI/ml)	100 mL	130 mL	150 mL
(350 mgI/ml)	85 mL	115 mL	130 mL
(400 mgI/ml)	75 mL	100 mL	110 mL

Flusso di iniezione: 1,6-2,0 gI/s

	Concentrazione	Flusso
	300 mgI/ml	5,5 ml/s
	350 mgI/ml	4,5 ml/s
	400 mgI/ml	4,0 ml/s

Scansione pre-contrasto: utile per valutare la distensione delle anse intestinali, non indispensabile

Scansioni post-contrasto: una fase portale

Ritardo nella scansione:
1. fase portale: 60-70 s dall'inizio dell'iniezione del mdc

Letture consigliate

Denzer U, Hoffmann S, Helmreich-Becker I (2004) Minilaparoscopy in the diagnosis of peritoneal tumor spread: prospective controlled comparison with computed tomography. Surg Endosc 18:1067-1070

Helpert C, Peh WC, Ng TY (1995) Clinics in diagnostic imaging. Omental caking due to ovarian carcinoma. Singapore Med J 36:667-669

Viala J, Morice P, Pautier P et al (2002) CT findings in two cases of port-site metastasis after laparoscopy for ovarian cancer. Eur J Gynaecol Oncol 23:293-294

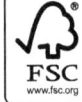

MIX
Papier aus verantwortungsvollen Quellen
Paper from responsible sources
FSC® C105338

If you have any concerns about our products,
you can contact us on
ProductSafety@springernature.com

In case Publisher is established outside the EU,
the EU authorized representative is:
**Springer Nature Customer Service Center GmbH
Europaplatz 3, 69115 Heidelberg, Germany**

Printed by Libri Plureos GmbH
in Hamburg, Germany